TRAITÉ

DU

RHUMATISME MUSCULAIRE

OU

NÉVRO-MYALGIE

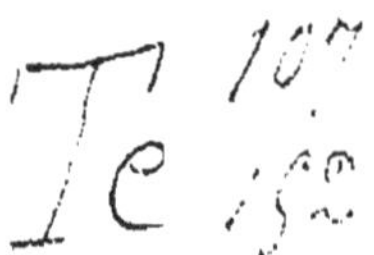

Paris. — Typographie HENNUYER et FILS, rue du Boulevard, 7.

TRAITÉ

DU

RHUMATISME MUSCULAIRE

OU

NÉVRO-MYALGIE

NOUVEAU MODE DE TRAITEMENT DE CETTE MALADIE
ET DES NÉVRALGIES EN GÉNÉRAL

PAR

M. le Dr DUPUY (de Frenelle)

**Docteur en médecine de la Faculté de Paris,
Médecin inspecteur d'asile du premier arrondissement de Paris,
Lauréat de l'Université de France (médaille d'argent),
Membre titulaire de la Société de médecine pratique de Paris
et de plusieurs autres sociétés savantes,
Ancien membre titulaire du Conseil d'hygiène et de salubrité publiques
de l'arrondissement de Mirecourt (Vosges),
Ancien externe des hôpitaux.**

PARIS

P. ASSELIN, GENDRE ET SUCCESSEUR DE LABÉ
Libraire de la Faculté de médecine
PLACE DE L'ÉCOLE-DE-MÉDECINE
ET CHEZ L'AUTEUR,
BATIMENT NEUF DU SQUARE DES INNOCENTS, 5

1864

A

MONSIEUR LE BARON HAUSSMANN

SÉNATEUR, PRÉFET DE LA SEINE.

MONSIEUR LE PRÉFET,

Daignez me permettre de vous faire hommage d'un travail qui a pour but de mettre en lumière la nature d'une maladie qui, grâce à la haute conception, à l'admirable persévérance avec lesquelles vous avez réalisé, au profit d'une grande population, d'immenses améliorations hygiéniques, voit déjà échapper à ses atteintes un grand nombre de sujets qu'elle aurait frappés.

La médecine s'efforce de guérir les maladies; mais l'hygiène les conjure, et le temps n'est pas éloigné où la statistique nosologique viendra proclamer bien haut les incalculables et bienfaisantes influences du *nouveau Paris* sur la santé publique. Alors, monsieur le Préfet, l'instant de votre grande œuvre sera venu ; il n'y aura plus qu'une voix pour acclamer de si précieux bienfaits, de si merveilleux progrès.

Il ne faut pas s'y méprendre, votre sentiment, en réalisant ces prodiges de transformation qui font surgir, comme par enchantement, des splendeurs babyloniennes où il n'existait que des carrefours meurtriers, des habitations repoussantes et malsaines ; en donnant l'air et le soleil, ces deux éléments si essentiels à la vie, à la santé, au bien-être de tous, où ne se trouvaient que l'ombre et le froid humide si funestes, votre sentiment, dis-je, n'était pas seulement d'attacher à votre nom la seule gloire d'avoir érigé des palais, préparé à l'étonnement des âges futurs les magnificences d'une cité sans rivale. Non ! une plus noble aspiration dominait vos projets, éveillait toute votre sollicitude, aussi bien que celle qui attendait de vous l'exécution d'un auguste et vaste plan, c'était cette sublime pensée de faire le bien en réalisant le beau, et de rendre au travail, à leur famille, une multitude d'êtres condamnés, par l'ancien état de choses, à l'étiolement, aux infirmités, à la souffrance.

Les rhumatismes et les névralgies sont, avec la scrofule et la phthisie, les maladies qui trouvent plus particulièrement leur cause dans les habitations insalubres, dans les mauvaises conditions hygiéniques. En supprimant les unes, en améliorant les autres, votre œuvre restera infiniment au-dessus de la conception de cet ouvrage et le traitement spécial que nous instituons dans un très-grand nombre de cas, s'exercera, grâce à vous, monsieur le Préfet, sur un champ désormais beaucoup plus restreint.

Heureux de vous féliciter, au nom de la médecine, du succès d'une entreprise si grandiose, si difficile et si féconde en résultats sanitaires,

Je suis avec respect,

Monsieur le Préfet,

Votre très-humble serviteur,

Dr DUPUY.

INTRODUCTION.

> Il semble, au premier abord, que rien ne doit être plus facile que la description du rhumatisme musculaire. C'est, en effet, une maladie extrêmement commune, n'ayant qu'un petit nombre de symptômes et connue de tout temps. Mais, quand on y regarde de plus près, on ne tarde pas à s'apercevoir que rien n'est plus difficile, au contraire, que de tracer avec précision le tableau de cette maladie.
>
> VALLEIX.

C'est pour obéir en quelque sorte à l'entraînement de mon esprit vers une occupation de prédilection que je vais entreprendre d'écrire un modeste opuscule sur une affection simple dans sa nature, et pourtant assez complexe dans ses phases, dans ses divers aspects, pour fournir l'objet d'un travail sérieux, savamment approfondi et plus longuement exposé; mais telle n'est point la tâche que je me propose. Mon but est de présenter avec autant de concision que possible l'exposition de cette variété rhumatismale qui atteint, dans tous les climats, un si grand nombre de personnes de tous âges, de tous sexes et de toutes conditions, que l'on ne serait pas taxé d'exagération d'en évaluer la proportion au tiers de l'humanité.

Dans ma seule pratique médicale, les succès nombreux, et toujours constants, que, depuis huit années, j'ai obtenus d'un mode de traitement nouveau, peu coûteux, facile dans son application, rapide dans ses effets, et dont l'exposition formera un chapitre important dans ce précis, me font espérer que l'on voudra bien accueillir cet ouvrage, non comme une œuvre de présomption scientifique, mais comme un travail d'utilité plus particulièrement pratique.

Toutefois, embrassant les théories nouvelles dont de savants auteurs ont, dans ces derniers temps, enrichi mon sujet, j'aurai lieu d'y comprendre ce que l'observation m'a démontré, et d'invoquer à l'appui de mes principes plusieurs données importantes déduites principalement des phénomènes curatifs de la maladie ; car la lecture des auteurs, généralement très-incomplets sur ce point de pathologie, n'a fait que confirmer ce que j'ai observé sur moi-même d'abord, et sur de nombreux malades, mais avec des lacunes que je m'efforcerai de combler autant que possible.

On est vraiment étonné, lorsque l'on compulse les ouvrages de pathologie, même les plus récents, de voir combien une maladie si fréquente, si pénible et si rebelle que celle qui va nous occuper, semble négligée et même parfois oubliée. En effet, soit qu'on la confonde d'une manière générale dans ce chaos d'affections douloureuses traitées sous le nom commun de *rhumatisme*, malgré la différence tranchée de ses caractères, de sa marche, de son pronostic et de son traitement; soit qu'on la passe sous silence faute de l'avoir différenciée, il semble que l'étude en reste encore entièrement à faire. Consultez le mémorial thérapeutique le plus complet, elle n'y figure nullement; vous n'y rencontrez que les noms si vagues, si routiniers, de *rhumatisme aigu* et de *rhumatisme chronique*, suivis d'une foule d'indications curatives, la plupart du temps disparates et contradictoires, dont la variété infinie et les propriétés opposées indiquent qu'elles s'appliquent à une affection très-complexe, sinon, et c'est notre avis, à des faits pathologiques de nature diverse jusqu'alors confondus dans une seule et même dénomination. Ce n'est pas que l'on n'ait cherché parfois à se rendre compte de ce cas particulier, et ces recherches ont conduit à admettre un rhumatisme *nerveux;* mais il ne lui a pas été fait de part en dehors du rhumatisme en général avant Valleix, Cruveilhier, Aran, Duchenne (de Boulogne), etc. Ces auteurs, auxquels nous devons la reconnaissance d'être entrés dans la véritable voie de cette affection, expriment le regret et l'étonnement de la trouver encore si nouvelle dans les annales de l'observation, qu'il est impossible d'en donner classiquement une description approfondie, ainsi qu'un traitement spécial.

Pouvant me prévaloir d'aussi grandes autorités scientifiques dans mon point de démarcation pathologique du rhumatisme musculaire, je redouterai moins d'exposer des convictions personnelles que n'aurait pas mûries assez longtemps ma seule expérience.

TRAITÉ

DU

RHUMATISME MUSCULAIRE

OU

NÉVRO-MYALGIE

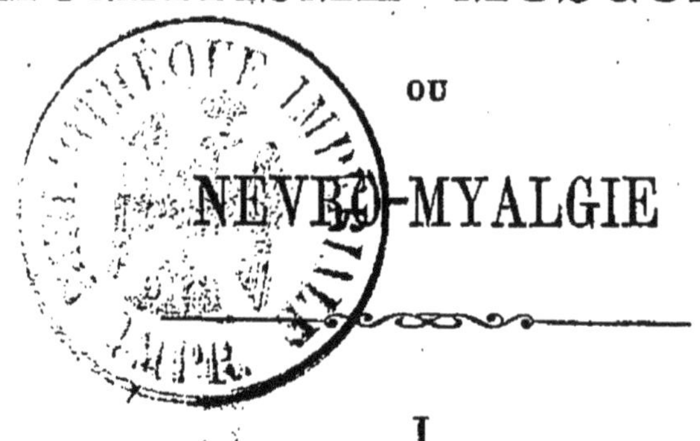

I

Définition.

Le vague que l'on trouve généralement dans la définition des maladies névro-myalgiques témoigne hautement du défaut d'idées nettement établies, tant sur leurs points de dissemblance que sur leurs rapports communs.

En effet, ceux qui font du rhumatisme musculaire et de la sciatique, par exemple, deux maladies distinctes, traitées dans des chapitres et même dans des monographies à part, nous disent : « Le *rhumatisme musculaire* consiste dans des douleurs plus ou moins violentes ayant leur siége dans les muscles; » Valleix[1] ajoute : « Et de nature nerveuse. » Cet auteur admet la plus grande similitude entre le rhumatisme musculaire et les névralgies en général, sous le rapport des symptômes, de la marche, des exacerbations, de l'absence de lésions anatomiques appréciables. Et il ajoute : « Ces affections se transforment souvent l'une dans l'autre. » S'il y a similitude, et c'est notre manière de voir la plus formelle, que signifie cette soi-disant transformation ? Elle n'est qu'un ambage, une confusion, une ambiguïté regrettable, qui dissipe toute clarté pour replonger dans l'incertitude et le doute qui caractérisent d'une manière si rigoureuse l'esprit de ce maître sévère. On doit se demander comment il peut y avoir un indice différentiel dans la simple différence des points où la douleur se manifeste, lorsqu'il dit : « Si elle reste concentrée dans les nerfs, on trouve les points douloureux isolés caractéristiques, il y a une *névralgie pro-*

1 *Traité des névralgies.*

prement dite; si la douleur se répand dans les muscles, les contractions musculaires sont principalement douloureuses, il y a *rhumatisme musculaire;* enfin, si elle se répand dans la peau, il en résulte une sensibilité excessive dans la surface cutanée, il existe une *dermalgie*. Ces trois formes d'une même affection peuvent se montrer toutes ensemble, ou bien deux à deux, ou bien isolées. » Il part de là pour laisser entrevoir d'énormes difficultés dans l'élucidation de la question, et semer le doute dont il n'a presque jamais su se départir dans tous ses remarquables ouvrages, dans ses savantes et consciencieuses recherches. Cela immédiatement après quel langage? après avoir dit : « Ces trois formes d'une même affection, semblables quant à leur nature, différentes quant à leur siége. » Je ne sache pas qu'une affection si identique doive, en bonne logique, occuper des chapitres, des traités à part, changer de titre dénominatif, selon qu'elle affecte certaines régions, des tissus plus ou moins superficiels ou profonds. Qu'on en fasse des espèces, des variétés, soit; mais des identités différentes, c'est ce que l'on ne doit désormais plus admettre.

M. Trousseau nous dit avec force de conviction, que si les névralgies sont plus fréquentes de nos jours, c'est que nous savons les découvrir, les démasquer sous les formes très-multiples ou sous les noms divers d'affections particulières qu'on leur avait donnés : ainsi, ajoute-t-il, « le point de côté, la pleurodynie, la migraine, les *douleurs des muscles* de l'épaule, les rhumatismes de diverse nature, la sciatique et tout ce que nous connaissons sous le nom de *douleurs*, *fraîcheurs*, *rhumatismes*, sont *autant de procès névralgiques*. »

MM. Roche et Cruveilhier [1] adoptent aussi cette opinion, et définissent le rhumatisme musculaire « une douleur continue et exacerbante, avec les caractères d'une névralgie, et ayant son siége dans les muscles. Les affections décrites sous le nom de *rhumatismes nerveux* paraissent être

[1] *Diction. de méd. et de chir. prat.* (art. ARTHRITE, t. III).

réellement de nature nerveuse. Elles ont, en un mot, tous les caractères des névroses, et n'offrent aucun de ceux des phlegmasies. » Mais la vérité n'est pas si facilement acceptée, quels que soient le mérite et l'autorité de ceux qui la proclament. L'opinion est d'autant plus défiante qu'elle doit se décider dans un cercle d'esprits cultivés, toujours prévenus de la possibilité d'une erreur ou d'une illusion, et qui, par cela même, n'admettent un fait sincèrement affirmé qu'après confirmation bien avérée.

Tel a toujours été le sort des choses et des idées nouvelles, que, si l'on ne veut les voir sombrer en naissant, il faut les cultiver longtemps, les produire souvent ; les reproduire encore, pour les sauver de l'insouciance des uns, du dédain superbe de ceux-ci, de la cruelle détractation de ceux-là, et, enfin, de l'oubli de tous.

Interrogez les auteurs, demandez-leur qu'est-ce que la *sciatique?* Ils vous répondent : « La sciatique consiste dans des douleurs du grand nerf sciatique ou de ses rameaux. » Valleix la qualifie de *névralgie sciatique*.

Maintenant, quelle est la définition de la névralgie en général, consignée dans les auteurs? Partout on la trouve formulée en ces termes : douleur plus ou moins violente ayant son siége sur le trajet d'un nerf, ou disséminée par *points circonscrits* d'où partent, par intervalles variables, des élancements ou d'autres douleurs analogues, et dans lesquels la pression, convenablement exercée, est plus ou moins douloureuse. Que dit-on de si différent pour le rhumatisme musculaire? Rien, ou presque rien. Ici, ce sont des nerfs malades s'irradiant dans des masses musculaires ; là, ce sont des nerfs malades de la même façon, s'irradiant dans des organes plus ou moins dépourvus de tissu musculaire, et n'y apportant de différence dans l'élément douleur qu'autant que leur modalité sensible en diffère dans l'état physiologique ou pathologique, comme dans l'utérus, les tissus ligamenteux, etc.

Jusqu'alors, combien nous sommes loin de cette autre maladie sous le nom de laquelle on a toujours confondu toutes les douleurs qui se manifestent avec un certain degré de persistance, et dans les muscles, et dans les articulations, et dans la périphérie des articulations, et dans les viscères sans en excepter aucun!

Je veux parler du rhumatisme aigu passé à l'état chronique, source d'innombrables confusions, origine de toutes les variétés rhumatismales possibles, et auquel on impute, un peu trop gratuitement, tant de dégénérations plus ou moins désastreuses, parmi lesquelles il suffit de citer les arthrites, les tumeurs blanches, les coxalgies, les déformations, etc. Ce rhumatisme fébrile, phlegmasique, caractérisé par l'ensemble des symptômes divers particuliers aux inflammations d'intensité variable, n'a rien de commun avec notre sujet, si ce n'est la foule d'erreurs auxquelles il a induit les meilleurs esprits. En effet, il s'attaque aux tissus divers, aux membranes synoviales des articulations, aux séreuses splanchniques, etc., et y détermine toujours des altérations visibles, dont la durée, sinon l'étendue, n'a rien de déterminé. Il peut sans doute affecter le caractère de chronicité, et cela se voit journellement; mais c'est en vain que l'on s'est payé, dans tous les temps, du mot de *rhumatisme chronique* pour désigner et traiter les affections douloureuses qui n'ont jamais offert d'autres symptômes pathognomoniques que ceux de la gêne dans les mouvements et de la douleur, affections auxquelles le rhumatisme aigu ou chronique ne prédispose en quelque sorte jamais, et qui rentrent exclusivement dans notre cadre.

En un mot, le rhumatisme articulaire aigu est une altération organique, *sui generis*, arthritique, fébrile et générale, qui réclame un traitement général.

Le *rhumatisme chronique*, reliquat du précédent, est aussi, le plus souvent, une affection sans fièvre constituée par une altération organique résultant d'une diathèse arthritique générale, pouvant occasionner les plus graves désordres, et dont la guérison exige de même un traitement général.

Enfin, le *rhumatisme musculaire*, que nous appellerons *névro-myalgie*, est un trouble, une perturbation afèbre, locale, non arthritique, de fonctions dans les nerfs de la sensibilité, sans altération organique appréciable, ordinairement occasionnée par toute cause pouvant amener plus ou moins subitement une suppression de transpiration, ou même une notable modification des fonctions perspiratoires de la peau. Maladie purement locale, elle guérira par un traitement local.

Cette perturbation est caractérisée par des douleurs variables d'intensité, spontanées, rémittentes, exacerbantes, quelquefois continues ; très-souvent fixes sur une même région, un même muscle, d'autres fois mobiles, pouvant affecter indistinctement, dans tous les points de l'organisme, les troncs nerveux ou leurs branches principales; mais bien plus fréquemment confinées dans l'atmosphère périphérique ou de terminaison des nerfs.

Elle produit une gêne plus ou moins absolue de la motilité, sans donner lieu, par la nature même de la maladie, à aucun désordre anatomo-pathologique, à aucune modification de couleur de la peau, à aucun trouble dans les fonctions nutritives générales, ni à bon nombre d'autres accidents attribués, à tort, par tous les auteurs à l'action pathologique de la maladie, et qui ne sont, lorsqu'ils se produisent, que des conséquences ordinaires d'une notable diminution, ou d'un arrêt de fonctions dynamiques prolongé sous l'influence d'une cause quelconque.

II

Causes.

Quoique l'on n'ait guère revendiqué que le froid humide comme cause de la névro-myalgie, il nous paraît important d'entrer dans de plus amples considérations étiologiques. Ici, comme dans toute espèce pathologique, nous retrouvons les causes prédisposantes et les causes occasionnelles. Aux causes *prédisposantes* on doit rattacher : l'âge, le sexe, la profession, les saisons, les climats, le tempérament, la constitution, l'hygiène, l'habitation, l'intempérance sexuelle, et tous les abus qui tendent à priver les tissus de leurs forces réactives et résistantes aux influences des variations atmosphériques générales, circonstantielles, accidentelles.

Sexes. — Les hommes sont plus souvent affectés

de névralgies musculaires profondes, et les femmes de névralgies périphériques, superficielles ou musculo-cutanées. La raison en est que les premiers, par la nature de leurs travaux, leur témérité à braver le temps et les difficultés de toute espèce, s'exposent journellement aux tiraillements, aux violences qui, avec les transitions subites de température, portent une atteinte plus profonde aux organes mis en jeu et que le rhumatisme frappe le plus ordinairement; tandis que les femmes, de même que les hommes efféminés ou de vie casanière, que leurs travaux intellectuels ou autres retiennent dans une inactivité physique journalière, auront la périphérie plus impressionnable et plus souvent atteinte, alors que les écarts de régime, de l'intellect ou de l'innervation les rendent plus excitables, plus sensibles aux moindres dérangements dans leurs habitudes, aux moindres troubles dans l'atmosphère où ils vivent. Dans ces conditions, le plus faible courant d'air, la plus légère transition de température, une moiteur, un peu de froid, d'humidité, d'intranspiration, qui viennent surprendre les papilles nerveuses périphériques dans leur sorte d'engourdissement, apportent facilement le désordre dans leur modalité vitale, dans l'influx qui règle ou régit leurs fonctions normales; de là, ces douleurs vives si fréquentes, ces névralgies superficielles si douloureuses et souvent si persistantes. D'un autre côté, l'organisme si complexe, si délicat, ou rendu si impressionnable, principalement par les fonctions de la reproduction chez la femme, fait que nous la voyons bien plus souvent que l'homme en proie aux névroses, aux douleurs névro-rhumatiques viscérales et périphériques.

Age.—Des faits sans nombre établissent assez qu'aucun âge ne jouit de l'immunité névro-rhumatique. Cependant, exceptionnelle dans la première enfance, déjà plus fréquente dans l'adolescence et jusqu'à vingt-cinq ans, on voit les névralgies dites *rhumatismales* des muscles et autres tissus se produire dans des proportions beaucoup plus grandes de vingt-cinq à quarante ans, et leurs manifestations ont un caractère plus intense et plus rebelle à mesure qu'elles se déclarent dans un âge plus avancé. Après soixante ans, les cas nouveaux vont en diminuant considérablement.

La période de parturition pendant toute sa durée, et celle de la ménopause, qui d'habitude met en émoi tout l'organisme, sont celles du maximum de fréquence des névralgies chez la femme.

Quant aux tempéraments et à la constitution, tous y sont presque également exposés; seulement, la forme y affecte des nuances variées, et la maladie elle-même, par des motifs analogues à ceux qui sont indiqués au premier paragraphe de ce chapitre, montre une notable prédilection de siége.

Ainsi, dans les constitutions robustes, chez les tempéraments soit lymphatiques, soit lymphatico-sanguins, où l'on voit ordinairement le tissu adipeux se former par masses dans toute l'économie, et coussiner davantage les articulations superficielles, l'affection se montre plus souvent aux jointures profondes ilio-fémorales sous forme de sciatique, aux lombes sous forme de lumbago chronique et dans les intestins; tandis que dans les constitutions grêles, chez les personnes maigres, affaiblies, d'un tempérament nerveux ou nervoso-bilieux, on la rencontre plus habituellement dans les articulations superficielles, aux régions costales, faciales, cervicales, péricrâniennes, etc., affectant les allures névralgiformes parfaitement caractérisées.

Quant aux circonstances professionnelles qui favorisent plus particulièrement les affections névro-rhumatoïdes, ce sont celles qui exposent le plus aux causes occasionnelles principales, telles que : le froid, l'humidité, les transitions brusques de température, et la vie de cabinet, de bureaucratie, qui de toutes est la plus énervante; une existence oisive, inerte, succédant à une vie active, agitée, comme chez les anciens militaires.

Ici, comme on le voit, il y a place pour tous

les rangs et toutes les conditions : pour le pauvre mal vêtu, peu nourri, exténué aux métiers les plus pénibles; pour le riche indolent, pour l'industriel insatiable, pour l'écrivain, pour l'artiste aux prises avec la fortune ou la gloire. Nous noterons en passant que les sujets durcis aux travaux pénibles et suivis régulièrement sans excès, sont bien moins assujettis que tous les autres aux affections névro-rhumatiques.

Les climats et les saisons jouent aussi un rôle important comme causes prédisposantes générales. Les saisons de transition, où l'on passe du froid au chaud, et du chaud au froid, pendant lesquelles s'opèrent les mouvements les plus considérables de la nature animale ou végétale, où la circulation de ces deux règnes, de centrale devient périphérique, et *vice versâ*, sont celles où la maladie qui nous occupe reçoit le plus fréquemment son incitation soit initiale, soit exacerbante.

Nul n'a su mieux toucher la question de cause

météorologique que M. Michel Lévy, dans l'article *Périodicité météorologique* de son beau Traité d'hygiène publique. Avec cette appréciation qui ne s'écarte jamais du langage scientifique, il nous montre la coïncidence des accès rhumatiques avec les temps de dépression organique, de déperdition de calorique naturel, de diminution des fonctions de la respiration et des diverses sécrétions. Pour preuve on pourrait citer les accès nocturnes; car il est de fait bien établi que la température humaine baisse de près d'un degré Réaumur pendant la nuit.

D'un autre côté, quand les douleurs rhumatoïdes se produisent durant le jour avec une notable intensité, il est d'observation, d'une manière générale, qu'il s'opère une grande irradiation, soit entre l'atmosphère chaude, eu égard à une chaleur excédante du sol et *vice versâ*, soit dans les temps de brouillards, de rosées, de certains orages accompagnés de grêle, de gelées blanches, etc.

Dans la zone de Paris, ce sont d'abord les mois de mars, d'avril et le commencement de mai, où la séve commence à monter, où les temps pluvieux alternent avec les bourrasques, les hâles desséchants, les grésillades et les éclaircies d'un soleil déjà ardent; puis, en second lieu, la dernière quinzaine de septembre, les mois d'octobre et de novembre, pendant lesquels aussi on n'a assez ordinairement pas soin d'approprier ses vêtements aux variations de température de la saison.

Les variations hygrométriques, en tout temps, mais surtout de ces deux saisons, apportent leur part de coopération à l'incitation des troubles nerveux en général, et des névralgies en particulier.

Dans les régions méridionales, c'est la forme névralgique superficielle qui domine; dans le Nord, c'est la forme névro-rhumatique profonde.

Les causes *hygiéniques* se déduisent naturellement de la plupart de celles qui précèdent déjà. On les retrouve dans les chagrins, dans un régime insuffisant. Elles se présentent avec leur plus haute expression dans les agglomérations d'individus vivant au milieu d'une atmosphère concentrée, viciée, méphitique, ainsi qu'il arrive si ordinairement dans les ateliers, dans les fabriques; mais il n'en est pas de plus unanimement reconnues et de plus redoutables que celles des logements insalubres, de l'occupation prématurée des constructions neuves encore fraîches, des habitations froides, humides, obscures, privées d'air et de soleil, soit par l'exposition au nord, sur un cours d'eau, sur un sol fongueux non approprié; soit surtout par vice de construction, par l'étroitesse des rues, la malpropreté, ainsi que cela se voit dans les villes, et principalement dans les grandes cités; ainsi que cela se voyait plus particulièrement dans notre glorieuse capitale avant qu'une administration ferme, éclairée, digne de tous les éloges et plus soucieuse du bien public que du reste, ait transformé, embelli, aéré et prodigieusement assaini la grande ville. Les rez-de-chaussée surtout sont une cause occasionnelle d'une foule de maladies, mais principalement des douleurs nerveuses, rhumatismales ou autres. Tout le monde sait qu'ils offrent une atmosphère plus saturée de vapeur d'eau, privée des influences électriques presque d'une manière absolue; car il est démontré que, jusqu'à une hauteur d'un mètre environ, les électromètres les plus sensibles ne sont nullement impressionnés par ce fluide qui semble régler ou du moins modifier singulièrement la vie nerveuse selon ses différentes tensions.

Si le froid humide des lieux bas et mal aérés détermine les tempéraments lourds, froids, lymphatiques, l'absence des impressions électriques naturelles favorisera aussi, non-seulement la mollesse de notre composition organique dont elle est la principale source d'incitation élémentaire, moléculaire; mais encore la physio-psychologie pourrait y revendiquer une cause sérieuse de l'apathie, de la lourdeur et de l'étroitesse intellectuelles si communes parmi les gens de rez-de-chaussée, chez lesquels le régime, les précautions hygiéniques, l'aération, l'exercice journalier en plein air, etc., n'ont pas compensé dans une mesure suffisante les effets déprimants ou délétères d'un tel milieu.

On les retrouve dans les chagrins, dans un régime insuffisant, débilitant; dans les conditions morales énervantes, etc., qui appauvrissent l'organisme, le privent de ses réactions vitales essentielles, et le rendent plus impressionnable aux diverses influences morbides.

On n'hérite pas de la diathèse rhumatismale autrement qu'en héritant du tempérament et de la constitution de ses pères. Il n'y a pas de vice spécifique, la maladie n'est pas dans le sang, et elle est intransmissible. Il n'existe aucun fait bien observé contraire à cette assertion.

Les causes *occasionnelles* proprement dites sont principalement le froid prolongé, local ou général, le froid humide surtout et la fraîcheur; le contact des surfaces à une plus basse température que celle *actuelle* du corps, telles que le sol humide, les plantes fraîches, un banc de pierre, sur lesquels on se livre plus ou moins longtemps au repos; le contact prolongé des vêtements mouillés; les transitions brusques de température qui occasionnent des suppressions de transpiration; le séjour dans un lieu frais et humide après une certaine fatigue, quand le corps est en sueur ou en moiteur. Chose remarquable! si la transition est subite et complète, tel qu'il arrive lorsqu'on se plonge dans l'eau froide ou dans la neige, il pourra en résulter une affection inflammatoire quelconque, mais jamais une névro-myalgie sous quelque forme que ce soit.

On voit le rhumatisme articulaire aigu avoir les mêmes causes ordinaires; mais il ne s'ensuit pas qu'il soit de nature analogue. Chaque jour nous voyons des maladies essentiellement différentes résulter de causes identiques. Ce rhumatisme n'est nullement occasionnel de l'autre; il n'en constitue pas même une cause prédisposante, et si parfois il peut l'accompagner, ce n'est qu'une coïncidence, c'est que le froid ou toute autre cause, en agissant sur une région, a frappé à la fois et les muscles et les tissus séreux ou fibreux, déterminant dans ceux-là la névralgie, et dans ceux-ci la phlegmasie, l'arthritis; mais c'est sans fondement que l'on a donné les attaques d'arthrite rhumatismales antérieures comme des causes prédisposant plus particulièrement à la névro-myalgie.

Après avoir mentionné les émotions violentes, les affections morales tristes, qui sont toujours une néfaste avant-garde dans toute espèce de maladie, faut-il énumérer comme une banale répétition de tous les auteurs, ne reposant sur aucune preuve : les suppressions d'hémorrhagies habituelles, d'exutoires longtemps entretenus, la répercussion de toute espèce d'exanthèmes? C'est assurément superflu.

Bien souvent la cause est assez fugace pour passer inaperçue et rester ignorée; cela d'autant plus que les symptômes ne se produisent presque jamais tout de suite, ni même dans les vingt-quatre heures qui la suivent, et que, en outre, les malades n'y ajoutent pas assez d'importance de prime abord pour y réfléchir, et chercher dans leurs souvenirs d'où leur douleur peut provenir. Ce n'est que quand ils ont éprouvé de la douleur dans les mouvements et de l'insomnie pendant un temps plus ou moins long, qu'ils songent seulement à se soulager et à consulter leur médecin. Beaucoup souffrent ainsi de longues années, usant des remèdes de bonnes femmes avec une patience non moins inconcevable que leur crédulité. Je suis convaincu que si nous étions appelés dès le début de l'affection, la cause de la maladie ne nous échapperait que très-exceptionnellement. Pour mon compte, je doute que la névro-myalgie puisse être spontanée dans aucun cas.

Boyer, ainsi que presque tous les auteurs, citent des névralgies de causes directes, traumatiques ou symptomatiques d'autres affections : ainsi ils les attribuent, comme de fait, à l'attrition contusive, à la piqûre, à la section incomplète des nerfs, à la compression ou à la distension occasionnées par différentes tumeurs. Il est évident que dans ces cas il y a un vice d'expression, et que tous les faits de cette nature, qui ne sont autre chose que de purs accidents, ne constituent pas plus des névralgies essentielles que les douleurs de causes spécifiques, syphilitiques, scorbutiques, chlorotiques, ostéomalaciques, cicatricielles, etc., qui placent le médecin et le thérapeutiste sur un tout autre champ. Seulement, on remarque très-souvent que s'il a existé antérieurement un froissement considérable des tissus, un tiraillement, une violence sur quelque articulation ou dans une région musculaire quelconque, c'est là que de préférence se manifestera la névralgie, le rhumatisme, plus tard, quand l'influence déterminante viendra imposer ses lois à la cause prédisposante.

III

Siége. — Symptômes.

Siége. — Ainsi que nous l'avons déjà indiqué, la névralgie, *névro-myalgie*, dite *rhumatisme musculaire*, peut affecter toutes les couches fibro-musculeuses de l'organisme : musculeuses en masse, périphériques, musculo-cutanées, musculo-articulaires, viscérales, etc., d'où le rhumatisme vulgaire, la sciatique, l'épicrânialgie, la pleurodynie, l'hystéralgie, les arthralgies, les viscéralgies, etc.

Suivant l'ordre de fréquence, on peut dire qu'elle atteint les régions correspondantes des membres thoraciques et abdominaux, c'est-à-dire ilio-fémorale et scapulo-humérale; puis viennent les régions utéro-ovarique chez la femme, dorso-intercostale, lombaire, cubitale, vésicale, etc., suivant les points où les ramuscules nerveux de terminaison viennent irradier en plus grand nombre.

Symptômes. — Disons avec le docteur Neucourt, dans son excellent Mémoire sur la névralgie ou rhumatisme scapulaire[1], que, dans ces sortes de maladies, désignées pour la première fois par Chaussier sous le nom de *névralgies*, et dont l'histoire, encore fort obscure, peut s'éclairer par l'observation des mêmes phénomènes se produisant sur un plexus nerveux plus accessible à nos moyens d'investigations, la douleur est le principal et presque l'unique symptôme. C'est à tort, selon nous, que, suivant l'habitude classique, l'on a admis ici les deux formes : aiguë et chronique. Comme une maladie n'est pas plutôt aiguë parce qu'elle est subite, qu'elle dure peu, telle qu'une crampe passagère, qu'elle n'est chronique quand elle dure longtemps, telle qu'une fièvre typhoïde, et que, dans la névralgie ou névro-myalgie, on ne

[1] *Archives générales de médecine*, 1850, t. XXIV, p. 257.

trouve aucun des termes qui constituent l'acuïté autrement que dans la durée et l'intensité de la douleur, nous rejetons formellement cette division.

Les symptômes de la névro-myalgie sont essentiellement locaux. L'action déterminante, le froid, l'humidité, par exemple, ne frappent les muscles que dans leur propriété sensible, trouble qui se traduit par le phénomène douleur, sans atteindre d'une manière directe leur propriété contractile. Il n'y a de retentissement sur la santé comme sur l'économie générale, qu'autant que l'élément unique, la douleur, peut gêner l'exercice des grandes fonctions respiratoires, digestives, cardiaques, ou bien qu'elle contraint à une inaction débilitante, qu'elle occasionne une fatigue exagérée, suite d'insomnie prolongée. Signalons toutefois, à titre d'effets généraux, que souvent la peau est sèche, que la transpiration insensible est diminuée, et que les malades sont habituellement frileux, très-sensibles aux courants d'air.

Parfois, au début, il peut exister du malaise, des symptômes généraux fébriles ; mais leur manifestation éphémère résulte purement et simplement du refroidissement ou de l'intranspiration occasionnels, et ils se seraient produits alors même qu'aucune douleur rhumatismale n'eût dû survenir.

Si le début de la maladie est quelquefois subit et violent, ce n'est que dans une minime proportion des cas, car il n'est le plus souvent pas remarqué des malades. A l'occasion d'une ou plusieurs des causes que nous avons mentionnées, on éprouve dans les vingt-quatre heures, quelquefois dans l'intervalle du premier au sixième jour seulement, de légères douleurs pendant les contractions musculaires qui déterminent des mouvements plus ou moins étendus et vigoureux dans la région atteinte. Les douleurs surviennent peu à peu, d'une manière insidieuse, se reproduisent par crises à des intervalles plus ou moins longs, gagnent en durée et en intensité à chaque rechute, et ce n'est que tardivement que les malades songent à recourir au médecin, alors que le mal, invétéré, devenu plus difficile à guérir, a donné prise au développement d'une sorte de diathèse dite *rhumatismale*. Quelquefois il est des accès francs, uniques, qui parcourent toute leur évolution dans l'espace de deux septénaires, et puis, tout est dit, ils ne reviennent plus ; mais ces cas sont rares, exceptionnels.

Le plus souvent, les douleurs commençantes, qui peuvent être de prime abord vives, intenses, le deviennent rapidement les jours suivants, et elles ont pour caractère presque essentiel, pathognomonique, de se produire avec exaspérations très-pénibles pendant la nuit, à partir du premier sommeil du malade, qu'elles réveillent brusquement, comme en sursaut, au moindre de ses mouvements. C'est avec la plus grande peine qu'il parvient à changer la région malade de position, sollicité qu'il s'y trouve par l'espoir d'en obtenir un peu de soulagement, qui, en effet, ne tarde pas à se produire, surtout si, écartant ses couvertures, il rafraîchit la température du lit. Trompé par ce mieux-être éphémère, il se rendort presque aussitôt pour ne pas tarder à ressentir une nouvelle exaspération plus vive que la première, et qui lui fait redouter un nouveau sommeil. Cependant, fatigué par la veille et la douleur, il s'y abandonne bientôt, pour se réveiller encore sous l'aiguillon de la souffrance, et ainsi de suite jusqu'après le point du jour. Il peut arriver que cette heure du bien-être soit plus tardive. C'est quand le temps est mauvais, très-variable, surtout aux époques du printemps et de l'automne, où le vent en rafales et les bourrasques neigeuses, grésilleuses, glaciales, se succèdent sans cesse dans notre climat, ou bien encore sous l'influence des gelées blanches aux époques correspondantes.

Dès cette heure désirée, le malade jouit d'un sommeil profond et calme qu'il se complaît à prolonger. Enfin il se lève avec une douleur ou une roideur assez marquées qui se dissipent en très-grande partie, mais non d'une manière absolue, dès qu'il s'est livré à quelque exercice physique, ou même aux mouvements simplement naturels dans l'état de veille.

Le soir venu, le patient très-sensiblement, souvent totalement soulagé, et qui, après s'être palpé et examiné maintes fois, n'a rien senti ni rien vu d'anormal dans la région qui l'inquiète, se couche dans la trompeuse sûreté de réparer, par une bonne nuit, les veilles de la précédente; mais le génie médical qui l'enserre dans sa domination cruelle, vient bientôt l'arracher à son erreur par des souffrances plus violentes encore que la veille, et la même scène reproduit les mêmes angoisses. Une fois la période d'état établie, les exaspérations ne varient plus guère d'intensité qu'avec la température et les influences extérieures imprévues. Les jours, les semaines, les mois, et trop souvent les années, se passent en voyant s'évanouir chaque nuit l'espoir que, chaque jour, nourrit le malade de toucher à la fin de ses douleurs.

Quelques auteurs, Valleix entre autres, ont prétendu que ces exacerbations nocturnes étaient dues, non à l'influence de la chaleur du lit, ni à celle de la nuit, mais aux contractions fibrillaires constantes et involontaires qui s'opèrent pendant le sommeil ou aux mouvements que fait le malade pour quitter une position vicieuse et gênante. Ils en donnent pour preuves, que ces mêmes exacerbations ont également lieu, et de la même manière, quand les malades restent au lit et s'y endorment pendant le jour. Je n'ai pas observé cela sur moi-même, cependant il m'est arrivé un grand nombre de fois, après une nuit tourmentée par ces réveils douloureux, de m'endormir sur un lit de repos après mon déjeuner, et de me réveiller très-heureux d'avoir goûté un sommeil réparateur d'une ou plusieurs heures, sans ressentir aucun des phénomènes douloureux de la nuit.

J'ai réfléchi bien des fois à ces étranges phénomènes des heures de la nature sur l'organisme humain à l'état de santé ou de maladie. Pourquoi ces troubles variés, ces impressions inexplicables qui tantôt nous affaissent, tantôt nous exaltent à divers degrés partout, même dans un appartement bien clos, tenu invariablement à une température égale, agréable, quand la neige, une tourmente, un orage, une tempête, un vent persistant ont apporté certaine perturbation dans l'oscillation des fluides atmosphériques de notre zone, et même souvent alors que rien encore à l'horizon ne les fait pressentir; ou bien d'autres fois, aux renouvellements des saisons, aux époques des divers grands mouvements de la nature végétative, malgré que rien dans notre régime ou dans notre genre de vie n'ait été modifié?

Pour moi, ces impressions, ces variations physiques ou morales, dont nous ne voyons ni ne sentons la cause immédiate, prochaine, résultent de phénomènes physiques qui se passent plus ou moins à notre insu, pendant la veille ou le sommeil, et qui tiennent à des modifications de pesanteur, de calorique, d'électricité, de vaporisation, de lumière, de mouvements aériens et d'influences planétaires. Les Égyptiens, les Indiens, les Chinois, que les idées religieuses ont de tout temps plongés dans les contemplations astronomiques, ont peut-être mieux que nous apprécié, sous le rapport sanitaire, les influences sidérales dont l'action est si manifeste, si puissante sur les éléments en grandes masses, telles que les mers, par exemple. Or, les masses ne sont que relatives, et l'impression qui les frappe, visible sur les grandes, n'en est pas moins sensible sur les petites.

Non, la chaleur du lit n'est pour rien dans les douleurs presque exclusivement nocturnes des névro-myalgies. A-t-elle donc quelque chose de si spécial, et diffère-t-elle beaucoup de celle que, moi frileux, j'éprouve bien vêtu, sur mon canapé où je dors dans une atmosphère presque asphyxique pendant la saison rigoureuse? Les mouvements involontaires fibro-musculaires sont-ils plus exclus du sommeil de jour que du repos de nuit? Non, assurément. Mais la nuit, avec ses fraîcheurs, son obscurité, ses variations électriques, ses modifications dans la composition des fluides atmosphériques ambiants, ses phénomènes sidéraux destinés, avec bien d'autres sans doute, à rester toujours plus ou moins occultes dans leur nature et dans leurs conséquences! qui pourrait nier ses influences diverses sur l'homme sain, mais surtout sur celui que la maladie rend bien autrement impressionnable? Qu'on le demande aux asthmatiques, aux somnambules, aux agités nyctiques, à certains syphilitiques, mais surtout aux malheureux rhumatisants.

Si je devais m'expliquer sur cette particularité des exacerbations nocturnes, j'inclinerais à penser qu'elles résultent d'un trouble de fonctions perspiratoires ou d'éréthisme nerveux local, fonctions qu'active singulièrement la chaleur périphérique occasionnée par la concentration de la chaleur animale rayonnante sous les couvertures. La preuve, c'est que, vient-on, réveillé par ces affreuses exacerbations, à se découvrir, à rafraîchir ainsi le corps à peu près uniformément, les fonctions perspiratoires et l'expansion nerveuse diminuant, la douleur diminue jusqu'à ce qu'une nouvelle excitation vienne produire une nouvelle crise. Il y a, dans ces cas, perspiration cutanée générale en plus, tandis que la partie malade résiste davantage à cette excitation, d'où il résulte nécessairement une différence de tension qui peut produire l'éréthisme local et être la cause ou l'une des causes des exacerbations nocturnes.

Après cette digression sur les causes, revenons aux symptômes. Nous observons qu'à la longue, soit que le malade s'endurcisse par l'habitude des souffrances, soit que le mal se tempère, la douleur est plus patiemment supportée, on dort d'un sommeil encore tourmenté, mais plus soutenu.

Le jour n'est pas exonéré de douleurs d'une manière absolue; car, bien que considérablement moins intenses, elles subsistent, se réveillent et s'exaspèrent aux mouvements étendus, à la fatigue d'une activité soutenue, quelquefois au point de condamner un membre malade à une complète immobilité, ce qui se voit surtout dans la forme sciatique. La pression locale brusque et limitée, telle qu'on peut la produire avec l'extrémité d'un ou plusieurs doigts, la réveille et l'exaspère pendant qu'on l'exerce seulement; car, dès qu'elle cesse, les choses reprennent leur physionomie habituelle; mais la pression largement produite avec le plat de la main semble plutôt apporter un peu de soulagement, excepté dans les cas de violente intensité et d'exacerbations. Tantôt la douleur se produit sur tout le trajet d'un nerf ou de ses branches; plus ordinairement elle se confine sur un point unique et très-circonscrit, dans un muscle unique ou dans un groupe de muscles.

La douleur, quant à sa nature, est obtuse, gravative, quelquefois dilacérante, contusive, rémittente et exacerbante à des intervalles indéterminés; erratique sur le trajet de distribution des troncs ou des rameaux nerveux affectés, rarement en dehors de leur région, si ce n'est lorsqu'il y a déjà diathèse névro-rhumatique. Ordinairement supportable dans l'état de repos absolu, elle est excitée par les mouvements volontaires ou spontanés, bien plus que dans les mouvements communiqués. Elle semble parfois affecter la périphérie des os. Il n'est pas très-rare de la voir s'accompagner d'un trismus fasciculaire local, circonscrit à la région douloureuse. Certains sujets éprouvent localement un sentiment de fraîcheur, de froid, quelquefois de serrement, de déchirement.

Le malade conserve sa santé générale, sa gaieté, son embonpoint, son caractère habituels, à peine accuse-t-il parfois un peu de fatigue, tant qu'il n'y a pas diathèse, envahissements multiples et tant que la névralgie est confinée dans les gros muscles; car si elle affecte les muscles lamellaires périviscéraux, elle peut engendrer l'abattement général, la tristesse, la mélancolie, l'amaigrissement.

Si quelques auteurs des plus recommandables ont signalé comme résultats de cette maladie : de l'atrophie musculaire, une certaine émaciation, du raccourcissement des membres malades, parfois une rétraction dans le sens de la flexion, et si quelques anatomo-pathologistes y ont rencontré des modifications des divers tissus ou des sécrétions anormales, elles ne doivent en aucun cas être attribuées à la nature propre de la maladie; mais seulement et uniquement à la suspension plus ou moins absolue des fonctions des membres affectés, soit que l'intensité des douleurs y condamne les pauvres malades, soit que la pusillanimité de certains autres leur suggère une immobilité intempestive bien plus nuisible que favorable; car, de concert avec une maladie ordinairement curable, elle entraîne à des infirmités qui laissent rarement prise à la guérison : l'atrophie musculaire, l'émaciation partielle, les rétractions, les déviations des membres ou du tronc, le dépérissement, l'altération de fonctions importantes, comme il peut arriver à la longue, et comme il arrive tous les jours à propos d'autres maladies ou d'accidents graves, tant et quantes fois on condamne à la gêne ou à l'inaction un organe quelconque de l'économie.

Tous les symptômes affirmatifs de l'inflammation constituent les symptômes négatifs de la névralgie et de la névro-myalgie ; car ici il n'en est pas trace ; ainsi, on n'y trouve jamais ni rougeur, ni chaleur, augmentation de volume, fièvre, inappétence, etc., inutile de s'y arrêter ; ce qui prouve que le principe *ubi dolor, ibi fluxus*, n'est pas toujours vrai.

Les douleurs locales à peu près éteintes peuvent être subitement réveillées par un mouvement brusque ou mal coordonné de la partie malade, puis se passer aussitôt, ou, mais rarement, trouver là l'incitation d'une atteinte plus durable.

La plupart des auteurs, traitant ce sujet avec une inexplicable légèreté, répètent qu'un des caractères à peu près essentiels de l'affection, est d'être mobile, erratique, d'affecter tantôt un point, tantôt un autre pour le quitter et y revenir encore; mais ceux qui, comme nous, y ont regardé de plus près, peuvent affirmer que c'est là une erreur, que sa fixité est la règle générale et la mobilité l'exception; et, qu'après une ou plusieurs rémissions, les nouvelles manifestations morbides ont lieu au siége primitivement affecté, que ce soit la région sciatique, humérale, lombaire, abdominale ou toute autre.

Tel est l'ensemble des symptômes pathognomoniques de la névro-myalgie ou rhumatisme musculaire; mais il n'est pas rare de voir s'y joindre certaines manifestations symptomatiques de la névralgie superficielle ou cutanée, périarticulaire ou fibreuse, ligamenteuse, etc., c'est-à-dire des nerfs présidant à la sensibilité si variable des divers tissus dans les diverses régions de l'organisme, depuis les plus palpables jusqu'aux plus déliés, aux plus délicats; depuis le sciatique jusqu'au palpébral, la rétine, les divers rameaux de l'appareil acoustique, etc.

C'est ainsi que l'on y voit surgir la douleur aiguë, lancinante, continue, rémittente, erratique, circonscrite, irradiante, spontanée, provoquée, etc.; ou encore celle des névralgies diathésiques, spécifiques, qui parcourt si souvent toute l'échelle de l'élément douleur, depuis le simple frémissement jusqu'à la sensation de brûlure, d'arrachement, et, dans l'ordre des fonctions, depuis le trouble des sécrétions dans des limites indéterminées jusqu'à celui des diverses attributions dynamiques, tels que l'épiphora, la paralysie, les contractures, etc., ainsi qu'il est indiqué dans la partie de ce travail qui a rapport aux causes et au diagnostic différentiel; mais dont on trouvera une minutieuse description dans le précieux *Traité des névralgies* de Valleix.

IV

Marche. — Durée. — Terminaison. — Nature. — Complications. — Pronostic.

Que pouvons-nous dire dans cette partie qui n'ait été compris ou pressenti dans les détails que nous avons exposés précédemment?

Ce qui caractérise plus particulièrement la marche de la névro-myalgie, c'est son début insidieux, sans prodromes, ordinairement dans une seule région plus ou moins étendue, selon la distribution des nerfs impressionnés : circonscrite, si c'est au coude, à l'épaule, aux trompes, dans les ligaments larges; étendue, si c'est aux lombes, à la région sciatique. Quelquefois, mais bien plus rarement, elle atteint plusieurs points de l'économie à la fois. Il en est de même de sa fixité, qui est la règle, et de sa migration en d'autres parties, qui est l'exception, à l'inverse du rhumatisme articulaire aigu ou chronique. Sa marche est quelquefois continue, la douleur, l'affection elle-même peut disparaître définitivement, après une durée plus ou moins longue, soit spontanément, soit sous l'influence d'un traitement approprié ; mais, dans la grande majorité des cas, la maladie est rémittente. A l'occasion de l'une des causes qui ont pu la faire naître, ou, quelquefois, sans cause nouvelle bien appréciable, elle revient de plus belle, offrant une durée qui n'a rien de déterminé. Ces réveils s'observent à plusieurs jours, des semaines, des mois, voire même une ou plusieurs années d'intervalle, non à titre de récidive ou de rechute, dès qu'il y a eu guérison, cessation absolue de tout symptôme névro-myalgique ; mais bien par atteinte nouvelle de la maladie, qui n'attend qu'une cause occasionnelle pour reparaître dans un organe prédisposé. Souvent continue avec des rémissions fugaces ou incomplètes, elle afflige les pauvres malades toute leur vie, si l'on n'y porte un remède efficace.

Donc sa durée est presque toujours longue et

pénible. Elle constitue une affection de tous les jours, et surtout de toutes les nuits, pendant des temps infinis. Il n'est pas très-rare de la voir commencer avec les jeux de l'enfance, assister, témoin cruel ou impassible, à toutes les autres vicissitudes pathologiques de l'existence entière, et, avec le dernier soupir, être encore la dernière douleur.

Son pronostic n'est pas grave au point de vue de l'existence. Elle n'expose jamais la vie, elle ne l'abrége même pas; mais, répétons-le, elle ne cesse, hélas! trop souvent qu'avec elle, quand on n'a eu ni le soin ni la patience de la faire guérir. Sa nature, malgré qu'elle soit encore un secret pour les anatomo-pathologistes, car le plus minutieux examen n'a jusqu'alors révélé aucune altération inhérente à sa propre action pathologique, est, par cela même et par ses manifestations, essentiellement nerveuse, névralgique. Elle est constamment identique à toutes les époques, chez tous les malades. Elle ne subit aucune transformation et ne constitue jamais un vice qui puisse dégénérer en une autre maladie. On ne cite aucun cas où elle ait favorisé le développement d'une affection d'autre nature que la sienne propre, soit tumeurs, dégénérescences diverses, affections purulentes, arthritiques, métastatiques, etc.

Elle n'exclut aucune complication, peut régner de concert avec toute espèce de maladies et d'accidents ; mais, de même qu'elle n'en reçoit d'habitude aucune modification dans ses manifestations, elle n'en imprime aucune aux maladies qui peuvent coïncider avec elle. Cette dernière proposition n'est pas de l'avis de tous, et mon expérience ne saurait m'autoriser à l'affirmer d'une manière absolue.

Quel que soit le traitement employé, le praticien ni le malade n'ont à craindre ni métastase, ni répercussion sur des organes éloignés ou importants à la vie. Si elle est fixe, la guérison ou la prolongation aura lieu sur place ; si erratique, poursuivie, diminuée ou guérie sur un point, elle n'en est pas plus violente sur un autre, ni moins attaquable.

V

Anatomie pathologique.

Ce que, à une autre époque, Boyer a dit, traitant des névralgies, est encore vrai de nos jours pour toutes ces affections, parmi lesquelles il faut bien comprendre la névro-myalgie, c'est que : « La nature des altérations du nerf dans la névralgie est encore inconnue, malgré les recherches d'anatomie pathologique. »

Les uns ont voulu y voir une hydropisie du nerf: d'autres, une inflammation du névrilème; d'autres, une phlogose du nerf lui-même. Ferrus[1], admettant que la plupart des altérations qui se rattachent à l'affection rhumatique portent sur le tissu cellulaire intra-fibrillaire, penche à croire que l'atrophie, la suppuration, le dépôt de sécré-

[1] *Dictionn. de méd.*, 2e édit., art. Rhumatis.

tion gélatiniforme observé quelquefois dans les aréoles celluleuses qui entourent les fibres musculaires n'en sont que les conséquences; mais toutes ces théories s'évanouissent devant les faits; car si, dans des cas rares, tout à fait exceptionnels, l'examen nécroscopique a amené la découverte d'une sorte d'infiltration séreuse du nerf ou d'hyperhémie vasculaire, de formations adipeuses, ou de sécheresses anormales, dans l'immense majorité des faits on n'a rencontré aucune trace d'altération ni des nerfs, ni des tissus voisins. Du reste, sans qu'il soit besoin d'invoquer la possibilité de complications inflammatoires passées inaperçues des malades, échappées à l'observation médicale, telles que : l'arthritis, la myosite, le rhumatisme inflammatoire ou articulaire aigu, la ténosite, l'angioleucite, une légère atteinte de goutte, un coup, etc., pour expliquer ces altérations pathologiques, il suffit d'envisager les conséquences d'une longue diminution de fonctions des muscles ou des membres, souvent même d'une cessation complète de fonctions, pour en avoir, là, une suffisante raison.

La diminution ou la cessation de fonctions n'entraînent-elles pas, quelle qu'en soit la cause, l'atrophie, la sécheresse, la dégénérescence des faisceaux musculeux, la perturbation dans le jeu dynamique des muscles, leur rétraction, d'où résultent tant de difformités et d'inévitables claudications.

Du reste, toutes ces théories étayées de faits plus qu'insuffisants, toutes ces interprétations ingéniées par l'esprit aux prises avec l'incertitude et l'amour de la lumière, tombent et se dissipent à jamais devant un seul fait, celui de la disparition de tout vestige de la maladie, de sa guérison souvent instantanée, sans laisser la moindre trace de son existence, sous l'influence d'une perturbation nerveuse locale, et obtenue chez des sujets qui souffraient horriblement depuis un certain nombre de jours et même de semaines, par des topiques qui ne pourraient évidemment rien, même à la longue, contre une altération essentielle, inflammatoire ou autre, des tissus.

Une tendance bien légitime de la raison humaine, mais qui a parfois ses abus, c'est de vouloir expliquer toute chose, définir chaque objet, et donner une solution, bon gré mal gré, à tous les problèmes auxquels elle s'exerce. Reste-t-elle impuissante avec les meilleures armes du rationalisme, elle s'abandonne, malheureuse, aux décevants miroitages du vague spiritualisme. Si, à bout de recherches et d'efforts désespérés, elle n'a pas découvert la loi, la clef de son édifice, les principes et l'attribut de son sujet, elle crée un mot à longue portée, qui, avec une compréhension infinie, n'explique absolument rien, et elle en gratifie complaisamment les cerveaux avides du jour et de la vérité, qui, pendant la longue durée des temps, l'interprètent et le commentent dans tous les sens, sans y trouver plus de terme que l'enfant au cercle qu'il tourne sans cesse dans ses petites mains.

Ici, à moins d'invoquer l'insuffisance de la science et de ses moyens d'investigation d'histogénie pathologique, il faut nous rendre à cette *ultima ratio* de notre sujet, et forcément accepter que, si nous n'admettons aucune trace appréciable dans la névralgie et dans la névro-myalgie, c'est que la maladie s'attaque à un élément insaisissable, impalpable, invisible, chose mystérieuse dans sa nature, mais appréciable dans ses effets, et que de nos temps l'on a appelé du nom euphonique et charmant d'*influx nerveux*, espèce d'âme des nerfs, qui en régit tous les attributs, et dont l'exaltation, la surexcitabilité, le trouble, sous l'influence du froid, de l'humidité, etc., déterminent la névralgie, la névro-myalgie, sur un ou plusieurs points de son domaine. Ne voit-on pas de même l'âme, l'esprit, ces autres influx de nos conceptions, de notre sensibilité morale, atteints dans leur élément ou dans leurs attributs divins, insaisissables, intangibles, mais existants néanmoins, imprimer, on ne sait trop comment, un trouble, une surexcitation, une perturbation, une hallucination, une sorte d'égarement de notre raison, portant tantôt sur un ordre d'idées, tantôt sur un autre, nous rendant loquaces ou taciturnes, mélancoliques ou joyeux, fous ou démens, sans qu'il nous soit possible d'en savoir le comment ou le pourquoi.

C'est un fait, il faut l'accepter tel quel, trop contents qu'on l'ait décoré d'un mot heureux, qui, avec un sens aussi vague qu'illimité, remplisse en apparence le vide où s'agiterait en vain notre ignorance.

La lumière ne s'est pas faite encore sur les lésions matérielles de l'élément nerveux dans les névroses douloureuses ou autres ; mais ce n'est pas une raison ni pour les nier ni pour se décourager dans la tâche ardue et délicate de leur recherche, surtout quand on envisage les incontestables et précieuses connaissances de ce genre auxquelles est parvenue la science dans la pathologie des grands centres nerveux.

Il est difficile d'admettre qu'une maladie reconnue de causes physiques, comme la névro-myalgie, ne comporte pas en soi un trouble, une altération également physiques aussi ; trouble et altération qui doivent durer et varier autant qu'elle-même, et qu'il serait peut-être permis, sans trop de témérité, quoique d'une manière tout hypothétique, d'entrevoir dans une oscillation moléculaire, une condensation inappréciable des liquides, une rétraction frigide des éléments globulaires ou celluleux embryonnaires des tissus innervants ou innervés ; un désordre invisible dans le mécanisme physiologique de transformation incessante dont tout l'organisme suit les lois sous peine de souffrance, de dégénérescence, de cessation partielle ou complète de la vie.

Ces troubles invisibles dans l'harmonie élémentaire et fonctionnelle chez les êtres vivants, affectent-ils chez l'homme la trame nerveuse, sa modalité vitale ou globulaire ? Les névralgies des troncs nerveux, telle que la sciatique, semblent l'indiquer ; affecteraient-ils, au contraire, les divers éléments ou appareils constitutifs ou vitaux, solides, fluides ou liquides des muscles, de la peau, des viscères? Les névralgies produites au sein de ces divers éléments de terminaison des houppes nerveuses pourraient le laisser supposer en faisant entrevoir que ces houppes s'y trouvent à l'état de gêne ou de souffrance sous l'influence de ces perturbations intimes, essentiellement élémentaires dans l'ordre des mystérieuses et insondables opérations de la nature créatrice ou vivifiante.

Du reste, M. Trousseau professe aujourd'hui que l'observation attentive amène à reconnaître que toutes les névralgies sont symptomatiques d'un état morbide général ou local; qu'il y ait abcès, compression, névrome, névrite, diathèse ou toute autre maladie, la névralgie, perçue ou non perçue, n'en est que symptomatique.

M. J. Cloquet avait admis l'hypothèse d'une accumulation vicieuse de l'influx nerveux ou des courants trop rapides que les aiguilles, dans l'acupuncture, auraient pour effet de soutirer ou de régulariser, de ramener à leur activité normale.

Sydenham, ce fidèle et profond observateur du dix-septième siècle, qui a si vivement éclairé du flambeau de son sublime génie tant de questions médicales, a décrit, sans trop dire pourquoi, celle qui nous occupe sous le nom de *rhumatisme scorbutique*.

Hufelant et, avec lui, Roessinger[1] font un même procès pathologique de la névro-myalgie avec le rhumatisme articulaire aigu ou *chaud*, et le rhumatisme chronique ou *froid*, *négatif*, *nerveux*, qu'ils confondent dans leur nature avec les divers catarrhes, bronchique, nasal, utéro-vaginal, etc., leur reconnaissant pour cause ou effet, le spasme occasionné par la circulation vicieuse ou disproportionnée d'un fluide gazeux ou liquide, d'un fluide nerveux ou éther.

[1] *Man. théor. et prat. du rhum. et des mal. nerv.* Genève, 1853.

Cullen[1], le célèbre Ecossais du siècle dernier, dont les écrits sont empreints d'un si judicieux discernement, est un des anciens maîtres qui ont le mieux apprécié le rhumatisme musculaire, quoique, à l'exemple de tous, il le rattache au vice rhumatismal sous le nom de *rhumatisme chronique*. Il y voit une atonie des vaisseaux capillaires et des fibres musculaires de la partie malade, jointe à un certain degré de rigidité ou de contraction des dernières, comme il arrive fréquemment, dit-il, dans les cas d'atonie. Cette dernière partie de sa proposition équivaut, à bien peu de chose près, à la contraction insensible des fibres musculaires comme cause d'exaspérations douloureuses de Valleix; mais tout cela ne constitue que des hypothèses fort approximatives, des vues de l'esprit, dont l'organicisme, qui doit se traduire par l'anatomie pathologique, n'a pu faire encore son profit.

[1] *Elém. de méd.*, t. II.

VI

Diagnostic.

Quand les gens les plus étrangers à notre art viennent réclamer les secours de la médecine, et nous disent : Je viens vous voir pour mon rhumatisme à tel endroit du corps, ils se trompent rarement. Ils sont, en effet, atteints de cette affection dans le plus grand nombre des cas, quelque impropre qu'en soit la dénomination. Il semble suivre de là que le diagnostic n'en saurait être bien difficile pour un médecin, et qu'il serait oisif d'y consacrer plus de réflexions. En effet, tous les auteurs n'y ont consacré qu'un trait de plume assez dédaigneux pour le différencier de la névralgie dite *essentielle*, et tout au plus de la myosite ou inflammation des muscles. Cependant, cette affection a divers points de connexité avec un certain nombre d'autres; en outre, certains accidents, certaines complications possibles peuvent quelquefois apporter leur point d'interrogation, et alors, ce qui paraît clair pour tout le monde ne l'est plus du tout pour le médecin habile et observateur. Aussi, croyons-nous que l'on pouvait prendre un peu plus de souci d'une chose qui, certes, en vaut bien la peine, et espérons-nous que nos efforts, en vue de remplir cette lacune, ne seront pas inutiles.

Retranchez l'observation des sciences médicales, et le docteur en médecine marchera de pair avec les médicastres et toutes les bonnes femmes possibles. Avec eux, il dira volontiers à tout malade qui accuse une douleur dans les tissus fibro-musculaires : C'est un rhumatisme, et prescrira presque machinalement un des traitements banals dont il s'est fait une habitude; mais le vrai médecin, digne de ce beau nom, devra rechercher si cet élément, douleur nerveuse ou névro-myalgique, n'est pas la conséquence ou le symptôme d'autres états myodyniques morbides; il en scrutera la source et les caractères; il en déterminera l'origine et les limites; il en suivra les diverses phases, et alors, mais seulement alors, il sera en droit de dire : ceci est ou n'est pas un rhumatisme.

Voyons donc dans quels cas cette question, en apparence si simple, peut soulever des difficultés. Je ne ferai qu'indiquer les maladies franchement inflammatoires, lesquelles n'ont guère de commun avec la névro-myalgie, dite jusqu'à ce jour *rhumatisme musculaire*, que l'élément douleur affectant d'habitude les mêmes régions, sinon les mêmes tissus ; tels sont : le rhumatisme articulaire aigu, l'arthrite simple aiguë, spontanée ou traumatique, la goutte, les affections cardiaques, ovariques, aiguës, etc.; mais j'apporterai toute mon attention à la différencier de quelques autres états pathologiques avec lesquels il est parfois très-difficile, de prime abord, de ne pas commettre quelque méprise, soit : l'arthrite chronique simple, le rhumatisme articulaire chronique, l'arthralgie saturnine, le lumbago, les douleurs erratiques satellites de la chlorose ; l'ovarite, la métrite, la cystite chroniques, les adhérences pleurales, péritonéales, les névromes, l'angine de poitrine, les ruptures de tendons, les compressions, les douleurs ostéocopes, etc.

Ici, comme dans tout le corps de cet ouvrage, je m'efforcerai de faire ressortir la similitude de la névralgie dite *essentielle* avec la névromyalgie dite *rhumatisme musculaire*.

Le diagnostic de la névralgie ou de la névromyalgie, peut paraître compris tout entier dans les seules limites de sa définition ? car elle s'exprime dans des termes qui semblent exclure toute possibilité de confusion de cette affection avec n'importe quelle autre. Quant à la *névralgie proprement dite* des auteurs, il y a des nuances si subtiles et si multiples d'affinités avec la névromyalgie dite *rhumatisme musculaire*, que tous, d'un commun accord, regardent ces deux affections comme étant de *même nature ;* et cependant, contradiction étrange, elles occupent deux cadres tout différents dans leurs traités. Résumant avec eux les différences qu'ils donnent comme caractéristiques de la *névralgie essentielle*, nous trouvons : une douleur ordinairement *lancinante* à des intervalles variés, très-souvent rémittente, quelquefois intermittente, *diurne autant que nocturne*, affectant le trajet *bien délimité* des nerfs, s'exaspérant à la pression sur les points où le nerf est accessible, tantôt avec, tantôt sans retentissement *sympathique* sur le tube digestif; consistant souvent aussi en une sorte de fourmillement, d'engourdissement semblables à ceux qui accompagnent la compression des nerfs volumineux ou de leurs branches principales. Toujours apyrétiques et cédant aux mêmes moyens de traitement.

En vérité, si l'on se rappelle les détails de notre description, il est difficile, avec les efforts les plus consciencieux, de voir là une différence bien sensible des deux affections. Pour mon compte, je ne puis que conjurer les hommes éminents dont les écrits font école, d'ajouter à leur proclamation que ces deux affections sont de *même nature*, celle non moins vraie et bien autrement utile qu'elles sont *identiques*, car ce ne sont que deux variétés de la même force nosologique.

En effet, il n'y a dans ces pauvres différences que celles que doit entraîner, de toute nécessité, la différence du lieu ou de l'organe atteint. Incisez un muscle, incisez la peau, soit l'extrémité du doigt, et, dans l'expression différentielle des deux lésions, vous aurez la raison de votre expression différentielle de la névralgie et de la névromyalgie. Là, comme ici, ce sont pourtant des nerfs de la sensibilité que vous avez atteints !

La maladie porte-t-elle ses désordres sur un tronc nerveux profond, sur des branches intérieures peu accessibles, la douleur sera d'autant plus sourde et moins réveillée à la pression qu'on les impressionnera avec plus de difficulté, et sur une surface nécessairement plus large ; si ce sont des branches superficielles ou des extrémités terminales, alors la douleur spontanée et la douleur à la pression seront plus vives, un rien pourra les exaspérer en raison précisément de leur excitabilité ou de leur irritabilité physiologiques, ou de leur accessibilité en quelque sorte immédiate. La prise en considération des régions ou de certains points malades, va réduire à bien moins encore la valeur de ce signe distinctif des auteurs. Si c'est une région bien fournie de muscles, telle que celle des lombes, du dos, du cou, de l'épaule, quelle différence avec celle des côtes, de l'occiput, des tempes, des maxillaires, de la face, de l'oreille, de l'œil, où la violence va par terrible gradation, et où les causes externes agissent de jour comme de nuit avec ce caractère commun aux deux maladies, névralgie et rhumatisme, que c'est pendant la nuit surtout que les pauvres malades sont en proie à ce qu'ils appellent si énergiquement leur *rage !*

A la région dorso-intercostale, la gêne de la respiration résulte du trouble dans le jeu dynamique des muscles inspirateurs. Aux régions sus-orbitaire, frontale, temporale, l'affection nerveuse déterminera des troubles digestifs, de l'anorexie, des envies de vomir, des faiblesses. Et qui ne sait que ces symptômes résultent à chaque instant des affections les plus diverses de la région oculaire. A la région auriculaire, ce seront des surdités à divers degrés, des aberrations de l'ouïe, habituellement rémittentes, très-rarement continues, quoique les organes de l'audition soient des plus faciles à troubler irrémédiablement. Prendra-t-on cela pour des caractères différentiels? Assurément non, car les régions essentiellement musculaires ou fibro-musculaires ne peuvent, quel que soit le nom que l'on veuille donner à leurs affections nerveuses, avoir que deux expressions, qui sont la douleur et le trouble dans les forces dynamiques, de même qu'ils n'ont que deux propriétés essentielles : la sensibilité et la contractilité.

Est-ce qu'une section dans les parties vives n'est pas toujours et immuablement une section? Et cependant quelle différence dans l'élément douleur! A la peau, aux extrémités digitales, si prodigieusement fournies de papilles nerveuses, aux tempes, à la face, à l'oreille, en raison de la même disposition anatomique, la moindre lésion produit aussitôt une douleur vive, pongitive, lancinante et des plus aiguës. Une lésion incomparablement plus considérable, produite dans la profondeur des chairs, dans les tissus en masse, occasionnera à peine quelque douleur et presque jamais d'élancements aigus. Voilà, sans doute, cet indice différentiel suffisamment expliqué pour ne pas insister davantage. Ajoutez-y encore, si vous voulez, les sollicitations aux exaspérations douloureuses qu'entraîne la fonction de l'organe malade. S'il appartient à la face, où les mouvements sont incessants, malgré l'opposition d'une ferme volonté; si c'est aux muscles fronto-cutané, musculo-cutané du cou, etc., le patient sera cent fois plus affligé de douleurs que si c'est à la fesse, aux lombes, aux bras, régions qu'il peut à volonté maintenir à l'état de repos plus complet.

Si nous avons raison quant aux organes de la vie animale ou de relation, combien plus avec ceux de la vie végétative ou de nutrition, où la névralgie, névro-myalgie, subit dans sa dénomination les caprices de chacun, sans que personne prenne à cœur de la justifier par aucun caractère différentiel; ainsi, pour les uns ce sont des névroses, pour les autres des névralgies, des viscéralgies, des rhumatismes viscéraux. On dit indifféremment : *névrose* intestinale, entéralgie, névralgie intestinale, rhumatisme intestinal. De même pour les autres viscères : foie, estomac, utérus, etc. Et personne n'a encore songé à demander raison de ces divergences logomachiques. C'est qu'en effet, pour toutes ces dénominations, on retrouve une identité absolue de nature, de marche, de symptômes, sauf le trouble des fonctions dévolues à chacun des viscères en propre, ce qui rentre dans la description des névralgies et des névro-myalgies en particulier.

Ayant déjà suffisamment exposé dans la description des symptômes l'inanité des prétentions à une névralgie essentielle fondées sur le trajet de la douleur et sur ses points d'excitabilité à la pression, je me contenterai de dire que, si dans la névro-myalgie elle ne suit pas de trajet déterminé et n'offre pas de points limités d'exaspération à la pression, c'est que l'atmosphère nerveuse des muscles se trouve, dans toutes leurs parties, sous forme de filets multiples distribués dans tous les sens; tandis que, si elle présente une direction régulière, déterminée, c'est tout simplement parce que, au lieu de fibrilles nerveuses, ce sont les troncs ou les rameaux volumineux qui sont affectés.

Il reste évident pour nous que les différences de causes et de manifestations que l'on a de tout temps invoquées contre l'identité du rhumatisme et de la névralgie sont bien plus apparentes et illusoires que réelles ; car, dans l'un et l'autre cas, les causes sont les mêmes, les manifestations sont analogues et les différences ne portent que sur celles du terrain où l'altération, le trouble fonctionnel nerveux s'est implanté.

En effet, chez les sujets d'une bonne santé et d'un tempérament mixte satisfaisant, la cause, n'ayant que peu de prise, exigera plus de force et ne déterminera qu'une affection circonscrite, ordinairement fixe et localisée dans l'atmosphère périphérique des nerfs, ou dans un seul tronc nerveux. Cette affection guérira facilement pour ne se reproduire qu'à des intervalles ordinairement longs, sous l'influence de causes nouvelles d'une certaine intensité ; tandis que, s'il s'agit d'un sujet cacochyme, d'un tempérament essentiellement nerveux, d'une constitution délicate, chétive, prédisposant éminemment au névrosisme, d'un organisme ruiné, appauvri, détérioré par la maladie, les chagrins, les veilles, de mauvaises conditions hygiéniques ou perverti par un violent ébranlement moral, sous l'influence de la moindre cause, aux variations à peine sensibles de la température, à chaque perturbation atmosphérique produite, même à de très-grandes distances, les douleurs nerveuses surgiront de cent manières, avec une acuïté, une mobilité et des retentissements sans mesure ni limites aux divers points d'émergence des petites branches nerveuses; cela, avec une intensité qui varie chez un même malade comme varie la sensibilité particulière à chaque région, à chaque organe affecté.

Dira-t-on que là est un rhumatisme, ici une névralgie, accusant de part et d'autre son entité morbide? Assurément non, ce ne serait ni juste ni rationnel.

Redressez ces vices de tempérament, ces dégradations de l'état général, rétablissez dans la mesure du possible l'harmonie dans les différents éléments constitutifs de l'économie, ce sera autant de victoires remportées contre les prédispositions, contre les aptitudes individuelles, et vous verrez le traitement local avoir le même succès chez les névralgiques et chez les rhumatisants.

En général, on distinguera le *rhumatisme articulaire chronique* de la *névro-myalgie* par la présence d'un gonflement, d'un empâtement de l'articulation; quelquefois par la production d'un bruit de frottement ou de crépitation des surfaces intra-articulaires dans les mouvements imprimés au membre malade, et dans les divers autres indices de lésions anatomo-pathologiques résultant d'une affection inflammatoire aiguë ou subaiguë qui font entièrement défaut dans la névro-myalgie. D'autre part, le rhumatisme chronique articulaire ne se montre jamais que dans les articulations, les bourses séreuses; rarement, mais quelquefois, il s'attaque aux gaînes tendineuses. Il a pour caractère particulier, essentiel et en quelque sorte pathognomonique, d'affecter primordialement une séreuse ou la membrane synoviale des articulations qu'il envahit. De là ces modifications de sécrétions, et, comme conséquences presque forcées dans tous les cas d'une certaine durée, ces diverses altérations ou transformations de texture fibro-séreuse intra et péri-articulaire qui ne permettent aucun doute au diagnostic. Doit-il se porter sur d'autres points de l'organisme, il ne s'écartera pas davantage de son affinité spéciale, et ce seront le péricarde, les plèvres, les méninges qui subiront ses désordres.

La névro-myalgie, au contraire, n'affecte que des rameaux nerveux qui peuvent aboutir à une articulation quelconque, la circonscrire et la rendre douloureuse, mais qui n'en émergent jamais, et qui s'y confinent très-rarement. Aussi est-elle plus douloureuse dans les portions fibro-musculeuses qui l'entourent ou qui l'enveloppent que dans l'articulation elle-même.

Le rhumatisme articulaire chronique reste très-rarement mono-articulaire. Il est erratique, se porte capricieusement d'une articulation à l'autre, pour en envahir plusieurs à la fois et constituer une diathèse rhumatismale des plus rebelles, qu'un traitement général seul peut guérir.

Une des particularités de cette affection que ne présente jamais la névro-myalgie, pas plus que toute autre névralgie, c'est de produire très-rapidement des déformations à divers degrés, le dépérissement, l'atrophie, le gonflement, la nouure, l'ankylose, etc., quoique les malades n'aient pas été tenus très-longtemps dans un repos absolu; mais il est des cas de chronicité où la douleur se réveille sans qu'aucun désordre anatomo-pathologique se révèle encore à notre investigation la plus attentive et où le diagnostic peut être embarrassant; alors le médecin a recours aux renseignements anamnestiques, qui, en révélant l'évolution d'un rhumatisme articulaire aigu antérieur jettera le jour sur la nature de l'affection. Pourtant, est-ce à dire que ce rhumatisme puisse constituer une immunité de la névralgie ou de la névro-myalgie? Déjà nous avons décliné cette opinion; aussi, dès qu'il n'existe aucun vestige d'affection inflammatoire actuelle ou antérieure, et que nous rencontrons les symptômes constitutifs de la névro-myalgie chez d'anciens rhumatisans, nous appliquons notre traitement spécial, certain d'en obtenir les heureux résultats habituels.

L'*arthrite chronique simple*, dans un temps plus ou moins éloigné de l'époque d'acuïté, a pour divers caractères : la douleur constante, l'insomnie, la gêne et la roideur dans les mouvements, surtout dans les mouvements communiqués, la couleur normale des téguments. La tuméfaction, indice de l'inflammation qui existe toujours, rarement appréciable aux articulations scapulo-humérale et coxo-fémorale, l'est souvent aux autres articulations, quoique parfois difficilement. La douleur s'irradie fréquemment dans toute l'étendue du membre, et se manifeste par des exacerbations fréquentes. Un tel état de choses a pu souvent présenter des doutes au praticien sur la nature de l'affection; mais, s'il est convaincu que la névro-myalgie est exclusivement une maladie nerveuse et apyrétique, il en trouvera aussitôt le caractère différentiel dans les symptômes généraux : fièvre plus ou moins marquée, légers frissons erratiques, dépérissement, émaciation plus rapide du membre malade, qui, après avoir perdu partie ou toute la faculté de ses usages, met, s'il guérit, une lenteur excessive à reprendre ses fonctions, sa souplesse et sa force.

Il est une autre affection de nature aussi à exercer l'esprit d'observation médicale, et à l'induire en erreur de la manière la plus regrettable, je veux parler de *l'intoxication saturnine*, dite encore *arthralgie*. Chacun sait que, très-fréquemment, rien n'est plus difficile à découvrir que l'origine plombique, la cause saturnine de cette terrible maladie qui présente, parfois de prime abord, toute la physionomie symptomatique de la névro-myalgie avant la période si redoutable de la cachexie : douleur des membres sans trajet déterminé, souvent erratique, diminuant à la pression, augmentant dans les mouvements; d'abord rémittente avec exacerbations et agitation ordinairement nocturnes, suivies de brisement et de fatigue; ne s'accompagnant ni de fièvre, ni d'aucune altération visible des tissus. Les caractères de cette douleur ont aussi la plus grande analogie avec ceux de la névralgie; ainsi, elle est lancinante, poignante, dilacérante, etc.

La meilleure pierre de touche pour ne pas la confondre, serait la découverte de l'agent toxique, de l'usage ou du voisinage des diverses et si nombreuses matières plombiques; mais, comme je l'ai déjà dit, on est souvent longtemps avant de pouvoir les dévoiler, tant la source en est multiple et variée. L'arthralgie saturnine ne pouvant se confondre qu'avec une névralgie, et plus particulièrement une névro-myalgie, on en donne pour seuls signes différentiels, que, dans cette affection, la douleur ne suit pas de trajet déterminé, et qu'il n'y a pas de points douloureux circonscrits; mais n'en est-il pas de même dans la névralgie névro-myalgique? Cette similitude dans l'expression symptomatique n'entraîne aucunement une similitude dans le traitement; alors, il importe d'y regarder d'un peu plus près; car cet état de choses peut durer assez longtemps, entraîner un dépérissement profond, la ruine de la santé, et surtout, chez les femmes, la perte à peu près certaine du produit de la conception, ainsi qu'on l'a si évidemment établi dans ces derniers temps; ou enfin, être suivi tout à coup de l'explosion de phénomènes d'empoisonnement périlleux, difficile à combattre. Il faudra donc examiner avec le plus grand soin s'il n'existe aucun des signes confirmatifs de l'atteinte saturnine, tels que : le liséré bleu-violet des gencives sans gonflement; des crampes, des spasmes, de la rigidité des régions affectées, surtout pendant les paroxysmes; des coliques sèches, avec leur cortége de symptômes : constipation opiniâtre, rétraction du ventre, etc.; ou encore une teinte jaune terreuse de la peau, l'anorexie, la diminution des forces, un amaigrissement rapide, une saveur sucrée de la salive, une odeur particulière de l'haleine, qui, ordinairement, sont les signes prodromiques, les indices symptomatiques de la maladie saturnine que n'offre jamais une névralgie quelle qu'elle soit. Un bain sulfureux serait aussi de nature à éclairer le diagnostic, en déterminant la coloration bleue de la peau, et surtout du pourtour des ongles, par la formation de sulfure de plomb en substance.

Le *tour de reins*, si douloureux dans les moindres contractions musculaires, exempt de fièvre, de perte de l'appétit, en un mot, de symptômes généraux de quelque valeur, diffère de la névralgie dite *lumbago*, d'abord dans sa cause, qui consiste toujours dans une contraction de la masse musculaire des lombes, contraction ordinairement brusque et violente, résultant d'un effort pour vaincre une résistance puissante, pour éviter une chute, un danger; mais aussi quelquefois légère, comme celle qui réclame le redressement ordinaire du corps ou les mouvements de torsion les plus limités; ensuite, dans sa durée, qui, sous l'influence d'une application de sangsues, de ventouses scarifiées, de fomentations narcotico-émollientes, ou plus simplement encore d'un repos absolu, disparaît dans l'espace de trois à cinq jours.

La *néphrite simple chronique* ne présente pas davantage de difficultés diagnostiques. Ici, l'urine subit des modifications pathognomoniques constantes de sécrétion, d'excrétion et de composition; en outre, les mouvements peu violents du tronc ne déterminent pas ou presque pas de douleurs; et le plessimétrisme, pratiqué selon les indications de M. Piorry, dissipera toute espèce de doute en révélant que la douleur existe bien dans le rein même et non dans les masses musculaires de la région sacro-lombaire. Il en est de même des coliques néphrétiques et hépathiques.

Les douleurs qui succèdent aux *crampes* violentes ne persistent pas plus de deux à quatre jours, et ne peuvent, par conséquent, être une cause d'erreur bien sérieuse.

Une affection qu'il y aurait possibilité et imprudence de confondre avec la pleurodynie ou névro-myalgie des muscles intercostaux et pectoraux, c'est la *pleurite* insidieuse, subaiguë et, malgré cela, souvent rapide dans ses ravages, ou bien encore la *pleurésie sèche,* qui, selon M. Beau, peuvent occasionner la névrite intercostale ; mais dans ces deux cas, quelques frissons au début, une diminution de l'appétit, l'état légèrement saburral de la langue, un mouvement fébrile constant bien que souvent peu appréciable, la fixité du point douloureux et la toux éveilleront les doutes du médecin, mettront assez facilement sur la voie de la maladie, qu'un épanchement thoracique dans la pleurésie humide, un bruit de frottement pleurétique pendant l'inspiration et l'expiration dans la pleurésie sèche, ne tarderont pas à confirmer.

Il n'est pas rare que des fausses membranes

pariéto-viscérales résultant de pleurésie ou de pleuro-pneumonie, entretiennent une gêne douloureuse dans les mouvements respiratoires du poumon. Ces douleurs persistantes et souvent exacerbantes aux changements de température, ont pu éveiller, dans des cas fréquents, l'idée d'affectations rhumatoïdes; mais l'existence antérieure d'une pleurésie, les caractères de la douleur, et avant tout, l'auscultation et la percussion dissiperont tous les doutes.

La *névrite* ou inflammation des nerfs et du névrilème, affection très-rare en tant que spontanée, idiopathique, plus fréquente en tant que symptomatique et traumatique, offre dans le symptôme douleur une complète analogie avec la névralgie et la névro-myalgie: élancements, déchirements, engourdissement, irradiation sur partie ou toute la longueur du nerf enflammé dans un de ses points; mais elle en diffère par une souffrance plus continue, bien qu'elle offre parfois de l'intermittence. La douleur *provoquée* par une pression, large ou circonscrite, répétée même bien des fois successivement, est toujours *très-aiguë*, et jamais soulagée comme il arrive dans la névralgie. On remarque aussi que l'engourdissement, la pesanteur, les fourmillements sont bien plus constants et prononcés.

Valleix, qui a le mieux résumé les données de la science sur cette maladie, ajoute qu'un de ses caractères les plus importants est, sans contredit, la *paralysie* complète, ou presque complète, soit du membre entier, soit d'une partie de ses muscles seulement. Cette paralysie se produit rapidement, est très-rebelle, souvent même incurable.

Le nerf enflammé peut être superficiel, alors la phlogose appréciable à la vue et au toucher suffira au diagnostic.

Dans tous les cas, la névrite s'accompagne de symptômes généraux fébriles et digestifs plus ou moins accusés, que ne comporte pas la névralgie.

Sans parler des petites tumeurs dites *douloureuses sous-cutanées* ou *mamellaires*, dont la constatation presque toujours possible, cependant parfois difficile, suffit seule au diagnostic, je dirai un mot des *névromes*, qui, étant toujours sous-aponévrotiques, échappent souvent à la plus habile palpation, surtout au début, alors que ces tumeurs ou nodosités sont encore d'un très-petit volume. Leur ensemble symptomatique présente bien des points de contact avec celui de la névralgie ou de la névro-myalgie; mais on les différenciera, en ce que, selon Boyer, elles sont indolentes à l'état de repos, à la pression et pendant les déplacements latéraux, tandis qu'elles deviennent très-douloureuses par les tiraillements du nerf dans le sens de la longueur, et que, excepté l'ablation, tout traitement en reste inefficace.

Il ne faudra pas confondre avec les affections névralgiques pures et simples, les douleurs, quelquefois fixes, mais bien plus fréquemment mobiles, erratiques, si habituelles chez les *chlorotiques,* sous forme de pleurodynie, viscéralgie, épigastralgie, céphalalgie, etc., offrant surtout chez ces malades les bizarreries les plus étranges, et empruntant leur persistance comme leur récidivité habituelles à l'état de névrosisme déterminé par la *chlorose*, *l'aglobulie*, la *leucocitémie*. Ici, les traitements antinévralgiques ne triomphent de l'élément douleur que momentanément, tandis que douleurs et chlorose ne tardent pas à disparaître à la fois sous l'influence des ferrugineux et de bonnes conditions hygiéniques.

L'*angine de poitrine*, que Laënnec, M. Lartigue et plusieurs autres auteurs ont considérée comme étant une névralgie péricardiaque et sternale, une névrose *anomale* affectant les nerfs cardiaques, et susceptible de retentir sur les nerfs pneumogastriques, cervico-brachiaux, dorso-intercostaux, en diffère par sa gravité, car elle est souvent mortelle, par son début violent, brusque, survenant assez habituellement immédiatement après un repas. Le malade éprouve tout à coup une douleur poignante, suffocante, constrictive, quelquefois pongitive, d'une violence extrême, sans symptômes généraux ou fébriles bien marqués, à moins qu'il n'y ait complication, et qui cesse tout à coup aussi, pour le laisser, lui, tout à l'heure mourant, dans un état de santé parfaite jusqu'à un autre accès. Les plus grands dissentiments règnent encore sur la nature et le siége de cette grave maladie, qui, par son élément essentiel, douleur, et l'absence de toute manifestation pathologique *post mortem*, semble revendiquer sa place parmi les névroses, en diffère cependant par la brusquerie, les rapides et franches transitions de ses accès, la trêve absolue qui permet aux malades un sommeil paisible de toutes les nuits, et aussi par la gravité de son pronostic que l'on ne peut expliquer, en tant que névralgie, que par une susceptibilité plus grande des nerfs cardiaques et pneumogastriques, dont le trouble, même momentané, est susceptible d'entraîner une perturbation fatale dans les deux grandes fonctions vitales auxquelles ils président.

La *myitis*, ou inflammation des muscles mêmes, diffère de la névralgie par des caractères suffisamment tranchés, mais qu'il n'est point inutile pourtant de connaître. D'abord, tout muscle frappé d'inflammation perd, d'*une manière absolue*, sa *contractilité* dans toute sa portion enflammée, d'où il résulte que la flexion et l'extension sont tout à fait impossibles. La douleur est très-violente, continue, fixe et insupportable à toute pression ; elle s'accompagne de symptômes fébriles dont la névro-myalgie est complétement exempte. Si le muscle malade est accessible au toucher, on constate de l'empâtement, du gonflement à son centre et presque jamais vers ses points d'insertion. Il résulte souvent de la myitis : des suppurations graves, une irrémédiable induration du tissu lamineux intermédiaire, et, par suite, l'atrophie des faisceaux musculaires eux-mêmes, qu'ici, comme dans la névrite, un grand nombre d'auteurs persistent à ranger parmi les conséquences possibles de la névro-myalgie, ce qui est tout à fait inadmissible.

Les douleurs *ostéocopes syphilitiques* avant l'apparition de leur indice pathognomonique, la tuméfaction, l'excroissance osseuse, assez lente à devenir palpable, offrent aussi les principaux caractères de celles que détermine la névro-myalgie ; mais elles seront rarement confondues, car, outre que l'existence d'une affection vénérienne jette presque à elle seule une lumière suffisante pour asseoir le diagnostic, les douleurs ostéocopes ont ceci de caractéristique qu'elles affectent, dans la très-grande majorité des cas, le corps des os, et que si, exceptionnellement, elles se produisent aux extrémités, elles y occupent un point très-limité, très-nettement circonscrit, tel que l'acromion, une seule tubérosité du coude, une seule apophyse styloïde du poignet, un seul point de l'occipital, un seul condyle phémoral, etc., sans retentissement, sans irradiation dans les parties voisines.

Il est des douleurs syphilitiques à accès périodiques nocturnes, quelquefois diurnes, bien qu'aucune trace sur le corps n'indique une diathèse vénérienne, et que l'on est tenté de confondre avec la névro-myalgie, qui, elle aussi, offre des exacerbations nocturnes, ou avec les accès névralgiques intermittents que l'on observe journellement sous l'influence de l'intoxication palustre. Dans tous ces cas, les préparations antisyphilitiques, hydrargyriques ou iodées, et le sulfate de quinine en seront les promptes pierres de touche.

Nous ne mentionnons que pour la citer la névralgie dépendant de la diathèse épileptique si bien observée par M. Trousseau.

Eh ! quel praticien n'éprouvera pas d'embarras pour établir le diagnostic de ces *névralgies* ou *névro-myalgies mixtes* souvent *intermittentes*, *larvées*, qui tiennent à une lésion organique et se manifestent *par retentissement irritatif* dans des organes dans des régions où les nerfs ne sont nullement atteints, nullement lésés, névralgies assez fréquentes et brillamment exposées, cet hiver, dans une série de leçons cliniques par notre illustre maître, M. Trousseau?

Parmi les malades que nous avons pu suivre dans la salle Sainte-Barbe de l'Hôtel-Dieu, le numéro 6 avait des coliques hépatiques avec des douleurs névralgiques diurnes et nocturnes de l'épaule et de la cuisse du côté droit ainsi que de la poitrine; le numéro 12 était une phthisique chez laquelle existaient des douleurs névralgiques du côté opposé à celui où l'on constatait principalement des désordres tuberculeux, ainsi que dans les régions épineuses et intercostales. Le numéro 32 avait une péritonite chronique et une *fièvre larvée*, traduite par une névralgie *intermittente* quotidienne du trifacial, névralgie diathésique et symptomatique de la péritonite chronique, de l'infection séreuse; et, parmi plusieurs autres, le numéro 13 était, dans ce genre, la plus remarquable. L'observation en est trop instructive pour que je ne doive pas la résumer ici.

C'était une jeune femme de vingt-huit ans, accouchée depuis quatre mois, qui, quelques jours après un accouchement ordinaire, avait eu des douleurs peu intenses dans le bas-ventre, auxquelles elle ne fit pas attention, et qui, s'exaspérant un peu plus tard, cédèrent à des moyens simples; mais, dès ce moment, pendant cette insidieuse manifestation pathologique, la malade eut de violentes douleurs névralgiques à la jambe, puis à la cuisse; ces douleurs cessèrent et furent remplacées par une douleur frontale extrêmement vive, qui survenait tous les jours vers deux ou trois heures de l'après-midi et durait trois ou quatre heures. Pendant la durée de cette céphalée, le ventre était calme, parfaitement indolore. Cette céphalée avait disparu tout à coup sans aucun traitement approprié; mais, du jour même de cette disparition, il s'était déclaré, avec quelques petits frissons, une douleur très-aiguë dans la fosse iliaque droite, s'irradiant dans le flanc, dans l'aîne, aux parties génitales, dans le haut de la cuisse, comme dans la sciatique, sans que, dans aucun temps, il y ait eu de fièvre ni de symptômes généraux. M. Trousseau diagnostiqua une névralgie lombo-abdominale, prescrivit successivement l'essence de térébenthine, des injections sous-épidermiques de morphine sans aucun succès. Enfin, un jour, en portant la pulpe des doigts profondément dans la fosse iliaque droite, il y détermina une vive douleur, sentit une petite rénitence de faible étendue derrière le ligament de Poupart; puis une petite tumeur qui fut très-appréciable en peu de jours, et diagnostiqua, cette fois seulement, une psoïtis, un phlegmon iliaque profond dont l'ouverture ne doit jamais souffrir d'atermoiement. On convint du lendemain pour cette opération, qui fut pratiquée par M. Jobert de Lamballe, avec son habileté si connue, et, dès cet instant même, les douleurs névralgiques intenses qui s'irradiaient dans le flanc, la fesse, la cuisse et l'hypogastre, avaient désormais disparu pour ne plus revenir.

Le savant professeur nous a cité des névralgies de cause organique de ce genre dans des cas de cancer, de tumeurs fibreuses de l'utérus, de maladies de la rate, de caries osseuses, d'hypertrophie du cœur, d'anévrysmes, etc., et nous les a fait voir se produisant dans tous les organes, dans toutes les régions superficielles ou profondes.

L'étendue de cet article établit surabondamment que la névralgie ou la névro-myalgie peut prétendre à de plus sérieuses considérations pratiques que celles qu'on lui a déniées jusqu'à ce jour. J'aurais pu m'étendre encore davantage, car ce ne serait pas sans une certaine utilité pour l'élucidation de notre sujet que l'on entrerait dans quelque étude différentielle avec beaucoup d'autres affections, telles que certaines ostéites, périostites, ovarites, cystites, certaines maladies douloureuses des ligaments de l'utérus; la compression des nerfs par des tumeurs plus ou moins profondes et difficiles à constater, par certaines nodosités fibreuses ou fibro-celluleuses; le tiraillement, la déchirure de faisceaux musculaires, de fibres ligamenteuses, aponévrotiques, des tendons, en un mot des tissus blancs ; les suites d'entorses ; diverses maladies de la moelle épinière et de ses enveloppes qui offrent ordinairement des altérations de sensibilité et de contractilité dans la région dorso-lombaire, et surtout une perturbation des fonctions myodynamiques des membres inférieurs. Un mal de Potte commençant peut aussi revendiquer son point d'interrogation dans cette question. Je pourrais citer à l'appui de l'invocation d'une si grande nomenclature de causes d'erreurs possibles l'observation d'un de mes amis qui, depuis plusieurs années, éprouve dans la région dorso-intercostale gauche des souffrances très-pénibles, exacerbantes et quelque peu rémittentes, qu'un grand nombre de médecins, parmi lesquels figurent les noms des plus grandes célébrités de Paris, ont tour à tour qualifiées d'affection rhumatismale, syphilitique, névralgique, de rupture ligamenteuse de quelque lame fibreuse intervertébrales, de froissement de cartilage avec altération consécutive, d'irrégularité du replacement; mode vicieux de guérison, etc. Vésicatoires, cautères, hydrothérapie, sulfureux, antisyphilitiques, tout cela, employé avec une énergie effrayante, a laissé le pauvre malade aussi tourmenté et désolé que jamais.

Il est encore une affection que l'on qualifie aussi de rhumatisme, parce qu'elle résulte de l'influence du froid sur la peau et les muscles, et qui, frappant ces derniers, se traduit, non par de la douleur, mais par une paralysie locale ordinairement très-circonscrite, instantanée et persistante, que je ne mentionne ici qu'autant qu'elle vient, par un terme impropre, compliquer la question en prenant le titre de rhumatisme.

VII

Traitement et méthode spéciale.

Le traitement spécial qui me réussit d'une manière si constante et si merveilleuse dans la névro-myalgie et dans les névralgies en général, n'est pas nouveau, car il consiste tout simplement dans l'application topique du chloroforme sur les points douloureux. Un très-grand nombre de médecins [1] ont employé cette substance, avec des succès nombreux et variés, dans les maladies de l'ordre rhumatique, ainsi que dans beaucoup d'autres affections douloureuses ; mais personne ne l'a employé de la même manière que moi. Ce

[1] Je me contenterai de citer les noms suivants, car les observations sont innombrables dans une foule d'écrits : MM. Ameuil, Moreau (de Tours), de Larroque, Aubrun, Contal (de Vezelise) Esterne, J. Roux (de Toulon), Legroux, Gorlier, Briquet, Martin Solon, Gassier, Uytherhoeven, Watson, Higginson, etc.

qui est réellement *nouveau*, et qu'il m'est permis de revendiquer comme tel, c'est le *mode d'emploi*, qui a fait en quelque sorte entre mes mains un *nouvel usage* thérapeutique de la plus haute valeur du chloroforme pur. Cette méthode m'a donné, sur environ cent cinquante malades déjà, les résultats les plus heureux, et, dans un certain nombre de cas, les plus surprenants pour moi-même ; car il m'est arrivé alors de voir des douleurs intenses, existant depuis plusieurs mois, disparaître définitivement en trois minutes, c'est-à-dire dans une seule de mes applications méthodiques.

Avant de faire l'exposition circonstanciée de ce qui se rapporte à ma méthode, à ses règles et à ses lois, il nous semble opportun de répondre à la question suivante, à savoir : si la maladie que nous venons de décrire, la névro-myalgie, et qui a servi de base à notre expérimentation, est susceptible de guérison complète, quelque soit le lieu de ses manifestations, quelle que soit la forme qu'elle revête. Nous ne devons pas hésiter à répondre que oui, et que la thérapeutique sait en triompher, entre des mains intelligentes, par plus d'un moyen, même beaucoup plus sûrement que des autres névralgies.

De nos jours, où, sous l'influence d'une commode tendance à l'expectation, à la réduction *a minima* de l'emploi des moyens de guérison, la thérapeutique voit d'une manière déplorable son temple déserté des croyants, et les derniers vestiges de sa puissance dispersés souvent à de nombreux hasards, les signes du doute se montrent sur bien des physionomies devant toute affirmation de l'effet curatif d'un remède. Ici plus particulièrement qu'ailleurs, peut-être, on se récriera sur la fréquence des récidives, pour, partant de là, abandonner la tâche toujours délicate, laborieuse et toute patiente de guérir. Qu'arrive-t-il alors en général ? C'est que le malade, las de consulter, sans être plus avancé à une dixième qu'à une [illegible]e tentative de guérison, se met à l'unisson des médecins pour dire : Il n'y a pas grand'chose à faire; et, imbu de cette sentence inconsidérée, il se résigne à souffrir sans fin, pénétré d'une juste pitié pour notre science.

Dans le cas particulier, on se fonde sur le retour fréquent des douleurs pour nier leur guérison ; mais de ce qu'il y a récidive dans un temps plus ou moins éloigné, s'ensuit-il que l'on n'ait pas été guéri? Assurément non. La guérison a parfaitement pu être complète ; seulement, un traitement, quelque héroïque qu'il soit, ne peut pas toujours détruire la prédisposition, l'aptitude particulière du malade guéri à subir une seconde, une troisième fois, et plus, l'influence pathogénique qui a été la cause efficiente d'une première atteinte, pas plus que le meilleur traitement de la pneumonie, de la pleurésie, etc., ne saurait mettre à l'abri d'une ou plusieurs atteintes nouvelles de ces maladies, dont la tendance à les contracter est d'autant plus grande qu'on les a déjà subies.

La curabilité étant admise sans conteste, nous

allons parler des nombreux moyens de l'obtenir. Parmi eux figurent en première ligne tous ceux qui ressortent de la médication perturbatrice locale de la sensibilité. Cette transition ne sera pas sans importance pour la théorie de celui dont j'ai à traiter ici en particulier.

Disons d'abord avec Valleix, l'expert en cette matière, que, dans les médications externes contre les *névralgies*, et ajoutons contre les *névro-myalgies* c'est l'*irritation* superficielle du derme qui guérit. Tout ce qui irrite la peau peut guérir les névralgies. Par quel mode d'action intime? Nous aurons lieu de le signaler dans cet article. Mais d'une manière plus juste et qui donne une compréhension plus étendue à ce précepte, je dirai : Toutes les fois que, par un moyen quelconque, irritant ou stupéfiant, etc, on produira lentement ou rapidement, mais surtout rapidement, une perturbation locale et énergique de la sensibilité, on obtiendra, dans la grande majorité des cas, la guérison des névralgies idiopathiques musculaires ou autres, et un soulagement, une rémission plus ou moins durables dans les névralgies symptomatiques ou diathésiques.

Or, quels sont les principaux moyens employés ou connus jusqu'à ce jour de produire cette perturbation ? Ce sont : le fer rouge, le vésicatoire, le sinapisme, l'électricité, l'acupuncture, la galvanopuncture, les excitants alcooliques, volatils, éthérés, térébenthinés, aromatiques, alcalins, en substance ou sous forme de baumes, de liniments; la chaleur rayonnante objective, le massage, etc. Récemment on a préconisé le moyen barbare des brûlures avec l'acide sulfurique.

Voilà pour la perturbation excitante révulsive; mais il en est une autre peut-être non moins puissante et active dans un sens différent, opposé, c'est celle produite par les stupéfiants, les narcotiques, tels que l'opium, la morphine, la belladone, l'atropine, le datura, etc.

La meilleure médication est celle qui peut réunir à la fois les deux modes d'action perturbatrice de l'influx nerveux, en agissant sur les nerfs et sur les organes de leur distribution par irritation perturbatrice et par sédation. Cette médication est employée chaque jour pour le plus grand avantage des malades. Elle consiste habituellement dans les vésicatoires dénudés et saupoudrés d'un sel de morphine, les injections hypodermiques d'une solution concentrée de morphine ou d'atropine.

Le moyen qui nous réussit d'une manière si constante présente, au plus haut chef, ces deux modes d'action curative.

Il me semble important d'en dire quelques mots avant d'en exposer la méthode et les règles.

Le chloroforme a déjà été employé, avons-nous dit, par une foule de médecins qui, en connaissant les propriétés essentiellement sédatives ou anesthésiques, avaient pressenti qu'il pourrait être d'un heureux secours contre les névralgies et les névro-myalgies dites rhumatismes musculaires; mais, si l'on en excepte Aran, qui a approché de plus près la bonne manière de tirer un grand parti de ce précieux agent, le succès fut très-loin de répondre à leur attente, leurs résultats furent souvent négatifs; ce qui fait que le moyen n'a pas prévalu autant que, certes, il le méritait.

Pourquoi ces insuccès et cet abandon? C'est parce que nul n'a su l'employer de la manière que réclame rigoureusement le but que l'on se propose; parce que tout le monde n'a envisagé que la propriété anesthésique du médicament, propriété très-restreinte, disons-le en passant, dans son emploi local et externe, sans songer assez à ses propriétés irritantes, révulsives et au besoin substitutives, qu'un manuel opératoire bien dirigé peut lui donner à volonté et à tous les degrés, depuis la simple irritation jusqu'à la vésication, la brûlure, selon les cas et l'urgence. Si le remède n'est pas nouveau, je le répète, le *mode d'application* qu'une heureuse inspiration m'a fait trouver, dès 1852, alors que j'étais étudiant en médecine, en cherchant à me guérir moi-même d'une névro-myalgie scapulo-brachiale très-pénible, et que de nombreuses occasions m'ont permis de poursuivre, d'étudier et de perfectionner, est nouveau. Il constitue une méthode, un *modus faciendi*, qui m'appartient et qui a ses indications et ses règles pratiques toutes particulières.

Aran, de regrettable mémoire, qui a le mieux étudié et expérimenté cette question, dit : [1] « Si nous manquons de données précises et certaines sur ce qui touche l'application des inhalations anesthésiques au traitement des diverses maladies, à plus forte raison en sommes-nous *entièrement dépourvus en ce qui touche l'anesthésie locale*.

« A vrai dire, la *médication anesthésique locale* est encore *au berceau*. Un seul agent, le chloroforme, a été mis en usage ; les *lois*, les *règles de la médication* sont encore *à trouver*, ses applications multiples à rechercher et à découvrir ; et cependant, par

[1] *Archives gén.*, t. XXIV, p. 334.

ce qu'on sait déjà, par les applications nombreuses et efficaces qui ont été faites, on peut prévoir ce qu'elle donnera un jour. Ces applications montrent que l'anesthésie locale a *été surtout dirigée avec avantage contre les maladies douloureuses*. Espérons que d'ici à peu nous pourrons être plus explicite sur les applications et les règles d'*une méthode* que nous considérons *comme l'un des plus beaux fleurons de la médication anesthésique*. »

Ici, Aran ne parle que de l'anesthésie, tandis qu'il a toujours produit l'irritation de concert avec la sédation.

Plus loin, cet auteur des plus belles et des plus nombreuses études sur l'anesthésie locale dit[1] : « Au point de vue médical, le nombre des cas dans lesquels on peut faire usage des applications locales anesthésiques est véritablement immense. Mes recherches m'ont conduit à cet important résultat, à savoir que, *toutes les fois qu'il existe*

[1] Loc. *cit.*, 4e série, t. XXV, p. 245.

une douleur vive dans un point quelconque de l'économie, soit que cette douleur constitue à elle seule la maladie, soit qu'elle en fasse seulement partie intégrante ou principale, on peut, sans inconvénient, en débarrasser les malades pour un temps plus ou moins long par une ou plusieurs applications anesthésiques locales. Puis, énumérant les diverses affections où il a obtenu d'excellents résultats, il cite : les douleurs rhumatismales, névralgiques, le rhumatisme articulaire et l'arthritis-subaigus ou chroniques, mais surtout le rhumatisme articulaire aigu. « J'ai traité, dit-il, de la même manière et avec autant de succès, les douleurs viscérales, la colique saturnine, les coliques nerveuses, utérines, néphrétiques, les douleurs même de la péritonite puerpérale, le point de côté de la pleurésie, celui de la péricardite, et dans tous les cas, sans exception, j'ai obtenu, sinon la disparition complète ou définitive du phénomène douleur, du moins une amélioration et un soulagement inespérés. »

A l'appui de ces assertions, le médecin de l'hôpital Saint-Antoine cite un grand nombre de faits. Pour mon compte, je puis ajouter à cette nomenclature déjà si imposante d'affections, le coryza, que j'ai souvent guéri dans les deux ou trois premiers jours de son début, avec une seule application d'une minute au plus ; certaines migraines, les crampes, le torticolis, les spasmes de la poitrine ; mais je n'ai à parler ici que d'une seule classe d'affections et d'un seul agent thérapeuthique que j'ai exclusivement employé, tandis que Aran a expérimenté avec les diverses espèces d'éthers : le chloroforme, la liqueur des Hollandais ou chlorure de gaz oléfiant, l'aldéhyde, la benzine et l'éther chlorhydrique chloré, découvert par M. Regnault, auquel il donne la préférence, comme étant moins irritant et plus stupéfiant. Pour mon compte, j'ai donné et je donne encore la préférence au chloroforme, précisément à cause de ses propriétés irritantes, qui sont essentiellement perturbatrices de la sensibilité, et qui, à ce titre, ont la plus puissante action contre l'élément douleur dans les nombreux cas de son utile application.

EXPOSITION DE MA MÉTHODE.

Cette exposition, aussi rapide que possible, comprendra : le mode, l'étendue, la durée, l'opportunité, le nombre des applications chloroformiques; les qualités du chloroforme, le traitement *adjuvant* s'il est reconnu nécessaire; les précautions hygiéniques, avec une appréciation des phénomènes immédiats et consécutifs de mes applications, suivie de celle de la méthode elle-même, et, enfin, sa comparaison avec les moyens analogues.

Mode d'application. — On prend un linge quelconque, mais de préférence en toile fine et usagée, qui absorbera en moins une certaine quantité inutile de chloroforme; on l'assemble par son milieu en forme de suçoir que l'on introduira dans le goulot du flacon ; on renverse celui-ci, bouché de cette façon, jusqu'à ce que le liquide paraisse avoir imprégné une plus ou moins grande partie de l'étoffe, selon l'étendue sur laquelle on veut agir. Cela fait, on dispose ce linge à plat sur la région ou sur le point douloureux, puis on applique dessus la paume de la main ou la main tout entière, nue ou protégée par un morceau de taffetas gommé, un gant, et l'on exerce une pression variable en énergie et en durée, selon les effets que l'on veut obtenir, d'après les règles qui vont suivre. La main nue dirigera mieux l'opération que protégée, et cela se fera sans autre inconvénient que la sensation d'une chaleur très-passagère.

Etendue de l'application. — Cette étendue varie comme celle des surfaces ou des points douloureux. Si la douleur est très-circonscrite, comme dans certaines névralgies intercostales, faciales, sus-orbitraires, auriculaires, etc., l'application peut s'y faire avec l'extrémité du pouce ou de l'index; si, au contraire, la douleur occupe une région, une étendue plus grande comme dans l'entéralgie, la scapulalgie, la sciatique, l'application se fait sur toute la grandeur de la main. Il est très-bon, sinon indispensable, de pratiquer plusieurs applications dans la même séance lorsqu'il existe plusieurs points douloureux, ainsi que cela est si fréquent dans la névralgie dorso-intercostale, ou quand la douleur est irradiée sur un long trajet continu, comme cela a souvent lieu aussi dans la sciatique. Dans ce dernier cas, les applications se feront au niveau de l'échancrure sciatique et à la tête du péroné ou à la malléole externe, en suivant cet ordre de succession, c'est-à-dire de haut en bas, ou des troncs nerveux à leurs branches, à leur terminaison.

Durée de l'application. — Cette durée varie d'une demi-minute au moins à cinq ou sept minutes au plus. Elle constitue à elle seule, en quelque sorte, toute la difficulté ou plutôt toute la délicatesse et toute la sûreté de la médication;

car elle varie selon le degré ou force de pression, selon l'âge, les régions, l'irritabilité, la finesse de la peau, son degré d'humidité ou de sécheresse, et, enfin, selon la profondeur des organes douloureux, toutes indications que le médecin appréciera facilement et d'après lesquelles il devra rigoureusement se guider. — La durée de l'application compte à partir du moment où le malade accuse un sentiment de chaleur. — Avant de passer au paragraphe de son *opportunité*, nous allons indiquer les préceptes qui se rattachent à chacune des conditions qui la régissent et qui en fixent le temps :

1° Le degré ou force de pression varie essentiellement selon l'âge, les régions, l'irritabilité, la finesse de la peau, etc., ainsi que nous venons de le dire. Chez les enfants jusqu'à quinze ans environ, il suffira ordinairement d'appuyer légèrement du seul poids de la main ; tandis que chez l'adulte, souvent il est nécessaire que la main libre vienne renforcer la pression de l'autre. J'ai même une fois fait intervenir la force de mon genou, chez un notaire qui avait la peau très-épaisse, sèche et rugueuse.

Le meilleur guide du degré de pression nécessaire, c'est la sensation de chaleur, de brûlure, que doit avoir le malade, sensation qui doit être portée et maintenue à un point tel que le patient l'endure bien, mais qu'il l'éprouve vivement.

C'est la pression qui règle la force, l'énergie de l'application et qui, avec la durée, en détermine les effets. On peut la pousser jusqu'à la rubéfaction de la peau; mais il faut, autant que possible, éviter d'aller jusqu'à la vésication épidermique.

2° L'âge constitue également une loi quant à la durée et à la pression de l'application; car, bien que l'indication du traitement ne se présente pour ainsi dire jamais avant huit ou neuf ans, il est évident qu'à cet âge même, avec une pression proportionnelle, on produira plus promptement la chaleur, la rubéfaction ou la vésication de l'épiderme. De neuf à seize ans, l'application ne devra durer que d'un quart de minute au moins à deux minutes et demie, trois minutes au plus; au delà de cet âge, elle pourra atteindre l'extrême limite que nous avons indiquée. Il est bon de tenir compte que dans la vieillesse, chez les personnes délicates surtout, la peau est flasque, très-sensible et comme hyperesthésiée, quoique résistante.

3° Chaque *région* du corps est par sa consistance, son impressionnabilité, sa résistance, une véritable indication de la durée de l'application; quant au degré de pression, il est toujours et partout déterminé par la sensation, très-vive mais supportable, de chaleur et de brûlure qui est sa condition d'efficacité. A la face, au front, sur les tempes, elle sera d'une demi-minute à deux minutes au plus; à la partie antérieure du cou et dans la région mammaire, sur le sternum, de une à trois minutes; sur les membres thoraciques et pelviens, sur l'abdomen, sur les parties latérales du tronc, de trois à cinq minutes; sur le dos et surtout sur les lombes et sur la fesse où il faut agir profondément à travers des tissus résistants, la force de pression doit atteindre son maximum, ainsi que la durée qui sera de quatre à sept minutes au plus. On voit que les régions les plus impressionnables à l'application sont, comme pour l'électricité : la face, le front, le cou, les régions mammaires, sexuelles, les extrémités et les parties internes des membres, etc. A la face et au cou, en un mot, sur les parties visibles, il vaut mieux faire une application de plus, et en abréger la durée, non-seulement parce que ces parties sont d'une sensibilité bien plus exquise, mais encore afin d'éviter la rougeur désagréable à la vue qu'une action plus prolongée y déterminerait pour plusieurs jours; ainsi, il sera toujours sage de ne donner à la première application que le minimum de durée, ce qui permettra de se régler pour celle des autres; à moins qu'il n'existe des douleurs tellement vives, que l'on ne doive tenir aucun compte de ces concessions à la coquetterie.

4° Dans la pratique de ces règles, chacun comprend qu'il faudra faire la part du degré d'irritabilité, de sensibilité à la douleur des individus, de la finesse de la peau, qui est toujours plus grande chez les femmes, surtout si elles sont blondes, et chez les espèces lymphatiques ou chez les êtres chétifs, malingres, souffreteux. L'épiderme s'y trouvant plus mince, plus délicat, non-seulement est une porte ouverte aux violences extérieures, mais encore, en raison de sa faible résistance, il est susceptible d'une vésication plus facile et plus prompte. De même également, la peau à l'état de moiteur ou d'excitation calorifique, sera plus vite et plus vivement impressionnée que si elle est sèche et frigide.

Opportunité du moment. — Relativement à l'état de plénitude ou de vacuité du tube digestif, il n'y a aucune prescription particulière à formuler. Il est à peu près indifférent d'opérer avant ou après les repas; mais le moment qu'il faut choisir, quand c'est possible, c'est celui de l'accès, de la recrudescence douloureuse ou celui qui en approche davantage, soit le soir, dans les cas où c'est pendant la nuit surtout que les malades souffrent le plus, comme cela arrive la plupart du temps, principalement dans les névro-myalgies. On prévient ainsi, jusqu'à un certain point, les exacerbations nocturnes si incommodes, et on procure de cette manière une meilleure nuit au malade, tandis que, de son côté, l'action médicatrice s'exerce avec tout le calme désirable.

Les applications devront être faites tous les jours ou tous les deux jours; mais de préférence tous les jours, dans l'intérêt de la promptitude de la guérison.

Nombre des applications. — Dans tous les cas possibles, depuis la névralgie la plus légère, la plus superficielle jusqu'à la névro-myalgie la plus invétérée et la plus profonde, le nombre des applications sera de une à douze. Souvent les névralgies récentes et superficielles cèdent à une ou deux; mais dans les sciatiques anciennes les plus violentes, je n'ai jamais eu besoin d'aller au delà de douze. En un mot, le nombre variera dans ces limites, en raison de la gravité, de l'ancienneté, de la profondeur et de l'opiniâtreté des névralgies ou des névro-myalgies, etc. Je puis affirmer qu'excepté dans trois ou quatre cas entièrement rebelles à toutes les médications, jamais je n'ai été obligé de dépasser ce nombre.

On *cessera* les applications, fût-ce après une seule, dès que la douleur à combattre sera disparue et ne se sera pas reproduite dans les vingt-quatre heures, sauf à les reprendre si le surlendemain et les jours suivants elle vient à renaître, ce qui est très-rare.

Traitement adjuvant. — Le médecin cesse de faire de la médecine quand, entiché d'un moyen de traitement, tout bon qu'il est, il pousse l'exclusivisme, l'amour de la spécialité, jusqu'à ne plus satisfaire aux indications particulières par d'autres moyens utiles, alors même qu'ils ne seraient pas indispensables. Il renonce ainsi aux belles prérogatives de la science pour s'abandonner à la routine, à une sorte d'empirisme que doit répudier sa conscience et sa dignité.

Tenant compte d'une observation attentive, nous n'avons jamais failli à faire précéder ou accompagner nos applications des médications, des soins prescrits par un état général ou local particulier de chaque malade, lorsque l'indication s'en est présentée. Ainsi, il est des névralgies et des névro-myalgies de causes congestives, pléthoriques, tenant à une gêne locale de la circulation, qu'une application de ventouses scarifiées ou de sangsues fait disparaître. D'autres fois, c'est un embarras bilieux, gastrique, qui sera dissipé par un émétique ou par une ou plusieurs purgations, pour lesquelles, le plus souvent, nous donnons de préférence le calomel associé au jalap et au savon médicinal. S'il existe un état d'éréthisme général, nous donnons un bain prolongé, quelques calmants. Dans les cas d'insomnie, d'agitation, de douleurs considérables, une dose variable d'opium, administrée le soir, viendra admirablement en aide à la guérison, tout en apportant au patient une trêve à ses souffrances et un repos précieux.

Cette façon toute médicale d'agir viendra toujours considérablement en aide à l'action curative du traitement local.

Sans insister davantage sur les considérations que cet objet pourrait fournir, nous devons poser en principe que, dans les maladies douloureuses à manifestations névralgiques symptomatiques ou diathésiques, c'est le traitement spécifique général ou particulier de la maladie qui est principal, et nos applications ne sont qu'adjuvantes; tandis que, dans les névralgies et les névro-myalgies idiopathiques, le traitement local par les applications est capital, et tous les autres moyens ne sont qu'adjuvants; mais, sur les cent cinquante cas de guérison environ que je puis compter, mes applications ont été employées exclusivement seules dans plus de cent.

Précautions hygiéniques. — Sans prescrire aucun changement dans le régime habituel, à moins de complications ou d'indications particulières, je défends seulement les alcooliques forts et les excès de *toute nature*. Si le malade n'est pas astreint au repos par la douleur, je le laisse vaquer à ses affaires, même à ses plaisirs, en recommandant toutefois la modération. Son travail ne doit pas aller jusqu'à la fatigue. Il est très-important qu'il évite la pluie, l'humidité, les refroidissements, les fraîcheurs du matin et du soir, les courants d'air et le contact prolongé des corps frais, tels que le sol humide, les plantes vertes, etc. Ses vêtements seront ceux que comportent la saison et le temps.

Enfin, réduit à sa plus simple expression, mon traitement consiste à faire de une à douze applications chloroformiques d'une demi à sept minutes chacune.

PHÉNOMÈNES IMMÉDIATS ET CONSÉCUTIFS PRODUITS PAR L'APPLICATION DU CHLOROFORME PUR.

Il est hors de doute, pour moi comme pour la plupart des auteurs modernes et quelques célébrités médicales anciennes, que l'affection dont il s'agit ici est de nature essentiellement nerveuse comme toutes les névralgies idiopathiques ; mais on ne peut guère concevoir un trouble assez grave de l'innervation, quelque circonscrit qu'il soit, sans que, par le fait, la *circulation*, cette régulatrice et nourrice au premier chef de la vie nerveuse, s'en trouve modifiée d'une manière relative. Or, nous allons voir dans le *mode d'action* de l'application topique du chloroforme un double effet produit sur l'innervation et sur la circulation circonscrites. Voici ce que nous avons observé sur nous-même et sur de nombreux malades pendant l'application chloroformique.

Selon le degré de force du chloroforme, et selon l'excitabilité, l'impressionnabilité nerveuse, etc., du sujet, ainsi qu'il a été dit précédemment, l'effet de l'application commence à se manifester dans l'intervalle de quelques secondes à une minute, et c'est de ce moment seulement que compte la durée de l'opération.

D'abord on éprouve une sensation de chaleur presque aussitôt intense, qu'un très-petit nombre de mes malades ont prise pour un froid de glace, et que l'immense majorité a comparée à l'effet d'un charbon ardent ou d'un fer rouge, impression analogue à celle de l'acide carbonique solidifié sur les tissus vivants. Si l'on suspend en ce moment l'opération, la surface cutanée n'a subi aucune modification de couleur ni de température, on n'a fait qu'éveiller la sensibilité; la circulation et l'innervation n'ont pas subi la perturbation qui peut en rétablir l'équilibre, et le malade ne retire aucun bénéfice de cette tentative. En continuant, au contraire, la sensation de brûlure s'exaspère. Le malade, indépendamment de cette douleur plus vive qui prime, efface presque complétement celle de la maladie, éprouve bientôt une sorte d'agitation générale qui provoque de la tendance aux mouvements des extrémités, et ne laisse pas que d'être assez pénible. En même temps, il se produit, seulement dans l'espace mis en contact avec le chloroforme sous la main de l'opérateur, dans la couche dermique et dans les faisceaux musculaires une espèce de frémissement, de mouvement vermiculaire mêlé d'une sorte de léger chatouillement que le malade voudrait voir acquérir un peu plus d'intensité, car il a quelque chose d'agréable indéfini, qui échappe à mon explication. Ce dernier phénomène est l'indice du moment curatif de l'application. Celle-ci doit être encore continuée un instant selon nos règles, avec une pression autant que possible uniforme et égale; car des alternatives de compression et de relâchement ne feraient que contrarier l'effet qui s'accomplit et causer au malade des douleurs plus senties et moins supportables. Ces sensations désagréables dans les manœuvres irrégulières indiquent qu'il faut faire en sorte que les pressions trop légères soient augmentées graduellement, sans brusquerie, et que l'on doit s'y prendre de même s'il s'agit de les diminuer.

L'opération étant terminée et bien faite, le malade cesse aussitôt de ressentir la vive douleur. Il ne reste plus qu'une cuisson qui s'évanouit en quelques minutes. Il se lève d'habitude s'il est assis ou couché, exécute avec facilité, presque sans aucune gêne, dans les cas ordinaires, les mouvements volontaires de contraction myodynamique des parties qui, auparavant, se voyaient condamnées à l'immobilité par la souffrance. La surface impressionnée n'est aucunement anesthésiée, au contraire, elle reste pendant quelques instants plus sensible à l'action, au contact des corps étrangers, des vêtements qui l'agacent, etc. Elle offre une teinte rosée, uniforme et claire. Le malade peut reprendre aussitôt ses occupations, son genre de vie habituel, dont je n'exclus que l'exposition au froid, à l'humidité, une trop grande fatigue et les excès alcooliques; c'est-à-dire que je réclame, dans le travail et le régime, cette précieuse tempérance qui règle l'hygiène de l'homme en bonne santé, et aux infractions de laquelle on peut rapporter le plus grand nombre des maladies qui affligent l'humanité. Cependant, alors même que je n'ai pu, dans certains cas, obtenir ces favorables conditions, la guérison, pour être moins facile, ne s'en est pas moins suivie.

Dans les vingt-quatre heures qui suivent une application bien faite et un peu énergique, la peau impressionnée est criblée de petites taches purpuriginoïdes d'un rouge foncé, qui, dans leur ensemble, présentent une teinte ecchymotique qui ne disparaît qu'après quelque temps [1].

Ces taches et le mouvement vermiculaire qui donne au malade une sorte de sensation de désobstruction et de détente locale, indiquent que l'action se produit non-seulement sur la sensi-

[1] En pareil cas, il se produit, trois ou quatre jours après, une desquammation épidermique en paillettes ou en lamelles.

bilité nerveuse locale, mais encore sur la circulation locale capillaire et intersticielle. La guérison qui, sauf de très-rares exceptions, en est toujours la conséquence, témoigne que de ce double effet résulte le rétablissement de l'harmonie qui équilibre ces deux grandes fonctions de l'organisme.

Si l'on excède trop le temps de l'application, on produira, non précisément une douleur plus grande, mais une rougeur plus foncée, plus diffuse qui, dans l'intervalle de douze heures, sera suivie de phlyctènes vésiculeuses multiples, remplies d'un liquide citrin, comme dans les cas de vésication cantharidienne ou de brûlure, mais plus rebelles à la guérison que le simple vésicatoire volant. Ces phlyctènes, pourtant, n'ont d'autre inconvénient sérieux que de s'opposer pendant les jours suivants aux applications nécessaires sur les mêmes points, et d'opposer par le fait un certain retard à une guérison qu'en elles-mêmes elles ne favorisent pas.

Lorsqu'une première application a suffi pour guérir le malade, ce qui arrive assez fréquemment quand les nerfs affectés sont superficiels et facilement accessibles, on s'en tient là du traitement. Dans le cas contraire, on recommence de la même manière tous les jours ou tous les deux jours, jusqu'à cessation des douleurs névralgiques ou névro-myalgiques. J'ai reconnu qu'il y a un avantage réel à faire les applications tous les jours.

Pour cesser le traitement, il faut bien distinguer la douleur pathologique que l'on combat de celle qui peut résulter d'applications un peu trop énergiques, et qui disparaîtra bientôt d'elle-même.

Il m'est arrivé quelquefois, dans les cas de sciatique ou de scapulalgie très-graves, de cesser les applications à la huitième ou neuvième, quoiqu'il existât encore un certain degré de douleur névralgique, et de voir néanmoins la guérison se parfaire seule en peu de jours.

Supériorité de ma méthode. — Tous les expérimentateurs ont employé les substances volatiles anesthésiques, soit à l'air libre en les versant goutte à goutte sur les points douloureux, et ils ont obtenu ainsi des succès dus à la réfrigération, succès analogues à ceux que donnerait l'emploi de la glace; soit en imprégnant avec ces liquides une petite quantité de coton ou un linge humide, qu'ils plaçaient sur la peau, recouvraient d'un morceau de taffetas gommé, après quoi ils maintenaient le tout indéfiniment avec une bande roulée ou tout autre moyen de contention. — Qu'arrivait-il alors avec ce dernier procédé? C'est que, en raison de la quantité de l'agent anesthésique inégalement distribué sur le coton, et en raison de la compression uniforme, tandis que son action s'épuisait dans une durée indéfinie, tantôt on n'obtenait qu'une action trop faible, tout à fait inefficace, tantôt cette action était trop forte et déterminait la vésication, la brûlure. Le hasard seul à peu près donnait une application convenable et bien faite.

Ma méthode, au contraire, quand on en observe les règles, assure toujours, avec précision, le degré désiré de l'action topique. L'agent perturbateur anesthésique imprègne uniformément le linge employé sur une étendue *ad libitum;* la main règle à volonté et selon toutes les indications de lieu, d'âge, de personne, etc., la pression et la durée, ce qui met de la manière la plus absolue, la plus précise et la plus parfaite, je crois, l'action médicatrice de l'opération à l'entière discrétion de l'opérateur : que l'on ait à combattre une névralgie, une névro-myalgie ou toute autre des maladies signalées par divers auteurs, mais principalement par Aran. En un mot, ce traitement méthodique permet de graduer à volonté la perturbation de la sensibilité sur un espace circonscrit ou étendu, selon les indications pour chaque cas particulier.

Comparaison avec les médications analogues. —L'usage du traitement des douleurs par les médications perturbatrices révulsives se perd dans la mémoire des temps. Dès la plus haute antiquité, on a employé le moxa et l'acupuncture dans les Indes orientales, chez les Chinois et les Japonais. Les Arabes cautérisaient le dos du pied pour guérir la névralgie sciatique, comme de nos temps on cautérise l'hélix de l'oreille.

Hippocrate dit [1], en parlant de la sciatique : « Si la douleur se fixe dans un endroit, quel qu'il soit, et qu'on ne puisse l'apaiser par les remèdes, il faudra brûler cet endroit avec du lin cru, » comme de nos jours, encore, on emploie le cautère actuel avec tant de succès.

L'électricité est apparue de nos temps sur ce champ de la thérapeutique avec un raffinement de progrès, dont M. Duchenne, de Boulogne, peut revendiquer, à bon droit, la part la plus honorable.

L'acupuncture, autre moyen si puissant et si précieux dans les maladies douloureuses et spécialement dans les névralgies, a été tirée de

[1] *Traité des affect.*, sect. v.

l'oubli avec éclat et érigée en méthode par une de nos plus pures illustrations contemporaines [1]. Mais, malgré un grand nombre de faits attestant sa valeur thérapeutique, elle est à peu près retombée en désuétude chez nous.

Valleix, dont l'opinion sur la matière a tant de poids, est d'avis, en louant l'efficacité des raies de feu, que, ce qui fait leur supériorité sur tous les autres moyens, c'est l'instantanéité et l'intensité de l'irritation. C'est aussi dans ce sens que s'exprimait l'Académie, dans son rapport sur la cautérisation de l'hélix de l'oreille, en proclamant que : *une douleur vive et subite, développée sur un point quelconque de l'enveloppe cutanée, jouit de la propriété de modifier profondément certaines névralgies sciatiques.*

Mes applications méthodiques du chloroforme ont sur tous ces moyens une supériorité incontestable : par la plus grande facilité de leur emploi qui est applicable dans toutes les régions ;

[1] J. Cloquet. *Traité de l'acupunct.* 1826.

par la double action irritante et anesthésique à la fois qui semble en assurer l'efficacité ; par le peu d'appareil qu'elles réclament et l'insignifiance du prix qu'elles coûtent; par la latitude absolue que l'on a d'en régler l'étendue et l'énergie ; enfin, et surtout par la fidélité de leur résultat. Comme le cautère actuel, le moxa, l'électricité, plus que l'acupuncture, elles ont *l'instantanéité* et *l'intensité* d'action dont l'importance a paru de tout temps un fait capital, et qui a été hautement proclamée par l'Académie de médecine ; de plus, elles ne sont point désorganisatrices des tissus qu'elles modifient sans les altérer, quand elles sont bien faites ; car leur prolongation au delà du temps nécessaire entraîne le soulèvement de l'épiderme, la vésication.

Qualités du chloroforme. — La grande habitude que j'ai de l'emploi du chloroforme me permet de le déguster aisément à l'odeur, qui est suave, douce, lorsqu'il est bien pur et de bonne qualité; tandis qu'elle est forte, irritante, nauséeuse lorsqu'il est impur ou mal rectifié. Un moyen simple de s'assurer de ses qualités consiste à en verser quelques gouttes sur un linge, et laisser évaporer. Si, après, le linge conserve peu d'odeur, on est sûr que le chloroforme est bon ; mais si l'odeur persiste forte, irritante, c'est que la distillation, poussée trop loin, y aura déterminé la formation inévitable de l'huile chlorurée ou pyrogénée qui doit le faire rejeter ; car il est mauvais, impropre aux usages médicaux, détestable et dangereux, s'il s'agit de produire l'anesthésie générale complète ou incomplète par les inhalations pulmonaires, et certainement moins efficace, s'il s'agit simplement de ses applications topiques.

En terminant ce qui a rapport à mon traitement méthodique par les applications directes du chloroforme, je dois dire que la vertu anesthésique de cet agent est de toute évidence, pour une certaine part, dans son puissant mode d'action curative des névralgies ou de l'élément douloureux dans tant d'autres maladies.

INDICATION SUCCINCTE DES AUTRES MOYENS DE TRAITEMENT.

De tout le cadre nosologique, il n'est, certes, aucun genre de maladies qui offre une aussi nombreuse variété de moyens curatifs que les névralgies, musculaires ou non.

Il est un principe que nous devons poser tout d'abord : c'est qu'il y a des névralgies qui résistent aux moyens ordinaires reconnus pour les plus héroïques, et qui cèdent à des médications moins actives ou moins habituellement efficaces ; ceci revient à dire que le médecin ni le malade ne doivent jamais se décourager dans les cas de névralgies rebelles, ou que, après avoir en vain épuisé les vertus d'une médication meilleure, il faut tenter celles d'une médication réputée moins bonne, ainsi de suite. En suivant ce précepte, on triomphera de tous les cas, sauf d'excessivement rares exceptions de névralgies symptomatiques de vice organique, tel qu'une compression des nerfs crâniens ou vertébraux, résultant d'une hypertrophie, d'une dégénérescence osseuse, cartilagineuse, de néoplasmes divers, etc.

Les névralgies *symptomatiques* d'affections organiques, qui sont d'ordinaire si affreusement douloureuses, et dont le siége habituel, capricieux, est plus ou moins éloigné de la maladie occasionnelle, ainsi que cela se voit dans les cas de tumeurs, abcès profonds, caries dentaires, de coliques hépatiques, néphrétiques, etc., et qui disparaissent aussi vite que leur cause, n'en devront pas moins être combattues localement alors même que cette cause ne peut être supprimée. C'est alors que M. Trousseau recommande surtout les stupéfiants, et particulièrement le chloroforme qui, cet hiver, lui a donné, en notre présence, des succès aussi merveilleux qu'inattendus dans des cas de coliques hépatiques atroces. Quelques gouttes de chloroforme déposées dans le creux de la main et aspirées fortement en une seule fois avec la bouche, suspendaient aussitôt tout l'appareil douloureux des accès.

Les névralgies *diathésiques* sont susceptibles d'une grande ou prompte amélioration, en tant qu'élément douleur, par les moyens antinévralgiques ordinaires; mais on ne les guérit qu'à la condition de détruire la diathèse : avec le mercure et l'iodure de potassium, si elle est syphilitique; avec le fer et les amers, si elle est chlorotique ou anémique; avec les préparations quiniques, si elle est palustre; avec les révulsifs puissants, les sudorifiques et les eaux thermales, si elle est arthritique rhumatismale; avec les modificateurs des voies digestives, si elle est dyspeptique.

Les névralgies *traumatiques* par contusion, dilacération des tissus ou des nerfs, réclament les antiphlogistiques, les résolutifs et les calmants à la fois.

Quant aux névralgies ou aux névro-myalgies *idiopathiques*, occasionnées par le froid humide, etc., ou de cause encore occulte, ignorée, insaisissable, dites *essentielles,* elles cèdent aux moyens les plus divers et souvent les plus opposés, que nous allons brièvement passer en revue, après avoir exposé dans tous ses détails la médication la plus héroïque et la plus facile, celle des applications chloroformiques.

Ces moyens peuvent presque se classer en trois groupes distincts. D'après leur mode d'action, ils sont ou *perturbateurs révulsifs,* ou *stupéfiants,* ou, enfin, *empiriques.*

1° *Révulsifs.* — Le *cautère actuel* est, dans ce groupe, l'arme la plus prompte, la plus constamment efficace contre les névralgies. Il s'applique en pointes de feu ; mais préférablement par la méthode transcurrente, qui consiste à tracer sur les points douloureux et en suivant la direction des nerfs, des raies de feu très-légères effleurant à peine l'épiderme, distantes de deux travers de doigt les unes des autres, ne se croisant jamais, et auxquelles il faut revenir, dans les cas rebelles, deux, trois ou quatre fois, à six jours d'intervalle. Si elles ont été un peu énergiques, on applique dessus des compresses d'eau froide. Ce moyen, tout précieux qu'il est, a contre lui d'effrayer les malades plus que d'être douloureux, car il est très-supportable.

Le *moxa,* également employé avec succès, fait non moins, et à bon droit, peur aux malades ; mais ces craintes n'ont plus de raison d'être si l'on plonge préalablement les patients dans l'anesthésie générale chloroformique. L'effet reste le même, et la douleur comme la crainte sont évitées.

Les *vésicatoires au marteau,* produits avec cet instrument plongé pendant quelques minutes dans l'eau bouillante et appliqué durant une seconde sur les points douloureux, avec le soin d'exécuter, en le retirant, un mouvement de rotation qui emporte l'épiderme touché, ont aussi une action prompte et puissante.

La *cautérisation de l'hélix,* l'*hyposulfite de soude* projeté sur du coton dans le fond d'une capsule appliquée de quatre à huit minutes sur le point douloureux; les *sinapismes* dans les cas légers ou récents, ont donné des succès.

Les *vésicatoires volants* sont du plus heureux effet, mais à la condition d'en saupoudrer la surface, de préférence tous les soirs, avec un paquet de morphine de 0g,01c à 0,025, rarement plus. Beaucoup de praticiens en appliquent plusieurs à la fois; cela n'est opportun que s'il existe des points névralgiques simultanément dans des régions différentes, et encore faut-il attendre auparavant l'effet d'un premier vésicatoire unique qui pourra souvent suffire à lui seul. D'habitude, on a recours à la vésication cantharidienne; mais M. Trousseau préconise le vésicatoire *ammoniacal*, pour l'application duquel il formule des préceptes auxquels il ajoute une grande importance, et qui se résument en ceci : Selon l'étendue de la surface que l'on veut dénuder, on se servira d'un dé à coudre, d'un verre à liqueur, à bordeaux ou à boire ordinaire, qu'il faut remplir de coton sec jusqu'à 1 centimètre du bord, puis on applique dessus une couche de coton imprégnée d'ammoniaque caustique, allant jusqu'à 3 millimètres du bord, et, renversant le verre ainsi disposé sur le point douloureux, on obtient la vésication en 2, 3, 4, 8 minutes, selon les régions et la résistance de l'épiderme. Aux tempes, la durée sera de 3 ou 4 minutes ; derrière l'oreille, 1 minute de moins ; au cou, 1 minute de plus ; sur la poitrine, 6, 7, 10 minutes ; sur le pied, presque une demi-heure.

Si l'on enlève le verre, on ne voit rien, mais en passant le doigt, l'épiderme se détache, et le vésicatoire est bien appliqué ; on peut dès l'instant même le saupoudrer de morphine, et il faut le recouvrir simplement de taffetas ciré, puis d'un morceau de diachylon, ce qui est bien préférable aux pansements faits avec du linge.

Si, au moment de l'ablation du verre, il y a déjà une vésicule, on a dépassé le but, et il peut en résulter une escarre suivie d'une cicatrice indélébile, qui sera toujours reprochée au praticien.

Le signe qui doit diriger l'opérateur, c'est la

formation de petites rides sur l'épiderme, et si ces rides n'existent pas encore au moment où l'on soulève la capsule, il faut aussitôt la réappliquer, ce qui peut se répéter plusieurs fois, quand la prudence l'exige. Le vésicatoire ainsi obtenu ne peut servir plus de trois jours à l'absorption de la morphine, qui y sera déposée à doses graduelles, en commençant par 1 centigramme par jour. Il se forme ordinairement sur la petite plaie une membrane de fibrine dite croupale, qu'il faut avoir soin d'enlever chaque fois.

M. Trousseau rejette l'emploi de la pommade de Gondret; mais il est une autre bonne manière d'appliquer le vésicatoire ammoniacal, indiquée par Guépin, elle consiste dans le mélange d'une partie d'ammoniaque concentrée et de deux parties d'huile, dont on imbibe un morceau de ouate de la grandeur du vésicatoire désiré, après avoir enlevé d'un côté la partie gommée, et que l'on applique sur la peau. En cinq minutes, l'effet est produit.

La méthode hypodermique est à la fois stupéfiante et révulsive. Elle consiste à introduire une solution concentrée de chlorhydrate de morphine ou d'atropine, $0^g,10$, dans eau distillée, 5 grammes, au moyen d'aiguilles fines, chargées du liquide et enfoncées dans les tissus, ou au moyen plus commode et plus précis de la sonde de Pravas, dont chaque demi-tour du pas de vis fait jaillir une demi-goutte de liquide. Il faut pénétrer d'autant plus profondément avec les aiguilles ou avec les trocarts que le nerf est plus profond lui-même, soit à 3 centimètres, par exemple, s'il s'agit du nerf sciatique. Les injections seront de 2 à 10, 14 gouttes, en commençant par des doses faibles produisant à peine quelque vertige. Souvent la douleur cesse au moment même de l'opération.

M. Trousseau ne connaît pas de moyen plus énergique et plus efficace contre les névralgies profondes, notamment contre la sciatique, que l'emploi de ses *cautères ou pois médicamenteux,* que l'on place au nombre de 2 à 3 dans le fond d'une plaie produite en faisant un pli à la peau que l'on coupe ensuite par transfiction. Il faut renouveler les pois tous les jours, panser deux fois par jour, et les remplacer par un pois ordinaire dès que la douleur névralgique a cessé.

Ce même maître a obtenu des résultats inespérés de la section complète de l'artère temporale d'un seul coup de bistouri, dans des cas de névralgies temporo-faciales qui avaient longtemps déjoué tous les moyens. Il tire une petite quantité de sang artériel et fait le pansement par la compression ordinaire. La douleur cesse sous le coup de l'instrument, comme par enchantement.

L'*électricité* est une arme puissante entre les mains du praticien contre les névralgies; mais, malgré la perfectibilité à laquelle nous sommes parvenus dans son application, et à laquelle M. Duchenne, de Boulogne, a apporté la plus grande part de progrès, elle est loin de toujours réussir. Elle demande une certaine expérience; car, si l'excitabilité, l'irritabilité qu'elle produit sur les nerfs de la sensibilité est trop vive, ou pénètre trop profondément, la névralgie s'aggrave au lieu de se calmer. On emploie la main électrique, les excitateurs pleins, les fils métalliques ou la verge sur la peau humide ou desséchée, selon les cas et les régions, en s'en tenant toujours à de très-courtes séances, et en graduant l'intensité des courants, comme la durée des intermittences, suivant l'âge des malades, la gravité et les caractères particuliers de la maladie douloureuse. Les détails que comporte l'emploi de ce précieux agent sont trop étendus pour trouver leur place ici.

L'*acupuncture*, menacée de nouveau d'un injuste abandon, mérite qu'on s'y arrête un instant; car son efficacité dans les maladies douloureuses est indiscutable; son application n'offre aucun danger, même sur les organes les plus importants, tels que les nerfs, les artères; elle a été pratiquée sans produire de trouble sensible dans le cœur, dans l'utérus gravide, etc.; le manuel opératoire en est simple et facile, soit que l'on enfonce les aiguilles lentement par des mouvements de rotation, par de petits coups sur leur tête, ou tout d'un coup et vivement, ce qui est la meilleure manière de procéder.

Nous empruntons à M. J. Cloquet les indications et les préceptes suivants :

La durée de l'acupuncture, c'est-à-dire du séjour des aiguilles dans les tissus, varie de trois minutes à quinze heures. M. le docteur Liétard, médecin aux eaux de Plombières, les y a laissées pendant plusieurs jours sans aucun inconvénient. Il faut, dans tous les cas, avant de retirer les aiguilles, attendre que la douleur morbide ait plus ou moins complétement disparu depuis quelque temps. L'acupuncture instantanée ou faite pendant une ou deux minutes n'a, en général, que des effets peu marqués ou nuls. Les effets que l'on ne peut obtenir avec une seule aiguille, s'obtiennent par l'application simultanée ou consécutive de deux, trois, six et même quelquefois d'un plus grand nombre.

En général, M. J. Cloquet introduit l'aiguille dans le point douloureux, et, autant que possible, tandis que l'estomac du malade est à l'état de vacuité.

S'il y a plusieurs points douloureux, il faut introduire une aiguille pour chacun de ces points. Quelquefois cependant une seule aiguille suffit pour faire disparaître une douleur plus ou moins éloignée. Sur les membres il faut commencer par la partie supérieure. Souvent l'influence de l'acupuncture se fait sentir jusque dans le côté opposé du tronc. Quand, après l'introduction de l'aiguille, une douleur plus ou moins vive se manifeste dans un autre point, il faut aussitôt l'y attaquer. En général, après l'introduction d'une aiguille dans un point douloureux, ou les douleurs disparaissent entièrement au bout de quelques minutes, ou elles changent de place, ce qui est d'un très-bon augure, ou enfin elles s'étendent, et dans ce cas, quand l'aiguille est retirée, assez souvent elles disparaissent entièrement, ou bien sont moins vives.

L'espoir de guérison paraît aussi plus fondé quand il se manifeste à l'aiguille de légers élancements. Il arrive également quelquefois que le soulagement n'a lieu que plusieurs heures après l'opération. Dans certains cas, il ne se produit aucun changement dans l'affection.

Ordinairement la disparition des douleurs est suivie d'un engourdissement qui disparaît lui-même bientôt après. Quand on a été obligé d'avoir recours plusieurs fois à cette opération, on voit souvent que chaque fois le soulagement devient de moins en moins grand, quoique les douleurs de l'aiguille aillent en augmentant. L'ouvrage intéressant auquel nous empruntons ces détails, contient des aperçus théoriques déduits de l'expérience, que l'on consultera avec fruit.

Je ne citerai que pour les mentionner la *section* et la *resection* des nerfs.

Les *ventouses scarifiées*, avec leur double action révulsive perturbatrice et déplétive, sont souvent d'un effet favorable, et seront surtout utiles au commencement du traitement dans les cas de prédispositions congestives ou pléthoriques, ou encore dans ceux où le sang altéré ou gêné dans son libre cours est une cause des douleurs névralgiques, comme cela se voit surtout che les chlorotiques, chez les phthisiques, etc.

Les *bains*, les *douches* de vapeur aromatique ou simple ; les bains sulfureux, alcalins, ceux de feuilles fraîches d'aulne ; les fumigations, l'urtication, la chaleur objective ; les frictions irritantes avec la pommade stibiée, l'huile de croton tiglium, la térébenthine, voire même l'application de la glace, etc., ont leur indication, guérissent quelquefois, soulagent très-souvent.

Les *armatures métalliques*, qui consistent à appliquer sur les points douloureux une feuille de cuivre, d'argent, simple ou doublée d'une feuille de zinc, ont été préconisées dans ces derniers temps, surtout par M. le docteur Burcq.

Les baumes et les lavements, à peu près tous stimulants et sédatifs à la fois, existent en nombre presque infini. Je n'en citerai que quelques-uns des plus efficaces. J'ai remarqué qu'ils n'agissent bien, en général, que quand on active les frictions jusqu'à produire une sensation de chaleur et la rubéfaction de la peau.

Le baume Opodeldoch jouit d'une légitime faveur, il est surtout efficace quand on a soin de le chloroformer. Viennent ensuite les baumes de Nerval, de Fioraventi, le baume tranquille, etc., mais je donne comme un des meilleurs mélanges la formule suivante, qui appartient à M. Scouttetten (de Metz) :

Alcoolat de mélisse............	40	grammes.
Baume de Fioraventi...........	20	—
Chloroforme...................	10	—

L'*Union médicale* du 28 juillet 1857 atteste l'efficacité des frictions avec le *chloroforme géla-*

tinisé, employé par un médecin italien, et que l'on obtient en mélangeant à froid parties égales d'albumine (blancs d'œufs) et de chloroforme. Agiter et laisser reposer trois heures.

Stupéfiants. — J'ai déjà parlé de l'emploi de la morphine, de l'atropine, de l'aconitine à propos des méthodes endo et hypodermiques à mode d'action mixte ; mais ces mêmes médicaments, ainsi que la belladone, le datura, l'opium, la ciguë, etc., sont d'un emploi magistral journalier comme médication externe, soit à l'état de substance pure, soit sous forme d'emplâtres, de liniments oléagineux, de pommades, de teintures, etc., en frictions, onctions, cataplasmes, compresses, le tout combiné, mélangé à peu près selon l'inspiration et le caprice de chaque praticien.

Il faut citer parmi une quantité d'us et formules : les mouches d'extrait aqueux d'opium, l'emplâtre simple avec incorporation de morphine ou de belladone ; M. Trousseau préconise l'emploi d'un mélange d'extrait d'opium et de belladone, à parties égales, avec une quantité d'eau nécessaire à leur solution, dont il badigeonne une fois par jour les points douloureux.

Les cataplasmes largement arrosés de laudanum Sydenham, ou les compresses, les badigeonnages avec ce liquide, répétés matin et soir, sont souvent une excellente ressource.

Si la névralgie est très-circonscrite, on pourra recourir utilement à la pommade de Brookees :

Atropine........................	25 grammes.
Axonge........................	12 —
Essence de roses...............	1 goutte.

En frictions deux ou trois fois par jour; mais cette pommade est très-active et il faut en surveiller les effets.

Le soluté de cyanure de potassium à la dose de 40 centigrammes sur 30 grammes d'eau, employé en compresses renouvelées deux ou trois fois par jour, constitue une des meilleures applications externes contre les douleurs névralgiques ou, mais moins, contre les douleurs névro-myalgiques.

Quoique ce cadre leur convienne peu, je signalerai ici, pour leurs heureux emplois bien reconnus, les enduits, le vernis, les sparadraps, le taffetas gommé, et surtout le collodion élastique, au cinquième environ d'huile de ricin, rendu ou non médicamenteux. Ces applicata, en modifiant et provoquant l'activité des fonctions de la peau, sont d'excellents moyens adjuvants, sinon curatifs, contre les affections douloureuses.

Sans doute, toutes ces ressources thérapeutiques sont chacune en ce qui les concerne d'un effet précieux. D'innombrables observations recueillies chaque jour en témoignent éloquemment; mais leur infidélité ne trahit que trop souvent la confiance du médecin et l'espoir du malade.

Et puis, il faut bien le dire, nous commettrions une lacune impardonnable si, malgré le cercle étroit où nous avons renfermé nos appréciations thérapeutiques, nous ne signalions pas les inconvénients et les dangers réels, les accidents graves auxquels la plupart de ces médications exposent, alors même qu'elles sont dirigées avec toutes les données de la science et toute la prudence du praticien.

Pour cela, il nous suffira de dire combien de fois les cautérisations ont dépassé le but de l'opérateur et ont produit des cicatrices indélébiles; d'autres fois, ce sont des suppurations avec leur cortége d'accidents généraux, ou bien un éréthisme nerveux, des spasmes, des crises de nerfs hystériformes, épileptiformes, etc.

Le simple vésicatoire, pour peu qu'il soit étendu, n'occasionne-t-il pas souvent l'agitation, la fièvre, le délire, surtout chez les enfants et chez les personnes nerveuses, irritables. Bien qu'inoffensifs et de courte durée, la plupart du temps, ces accidents, toujours fâcheux, ne laissent pas que d'être, encore dans beaucoup de cas, le point de départ d'incitations pathologiques générales ou organopathiques plus ou moins sérieuses lorsqu'ils se produisent chez des sujets prédisposés.

Si la possibilité de tels mécomptes doit nous tenir sur nos gardes dans ces cas, que sera-ce alors s'il s'agit de l'emploi endermique, hypodermique ou interne des narcotiques et des narcotico-âcres? En effet, ne voit-on pas chaque jour certains sujets rebelles à des doses relativement énormes, tandis que d'autres, le fait est fréquent, sont d'une sensibilité tellement grande à cet ordre de médicaments qu'une quantité presque homœopathique suffit pour produire chez eux un narcotisme inquiétant. En pareille occurrence, une dose ordinaire, même faible, pourrait déterminer des congestions cérébrales, l'inappétence, des vomissements, de l'engourdissement, le sopor, le délire, des hallucinations, le coma, quelquefois l'asphyxie complète, malgré l'emploi des meilleurs et des plus actifs moyens pour la combattre.

Pour mon compte, il me suffira de citer le fait d'une dame, forte, bien constituée qui, cet hiver, ayant refusé mes applications et toutes les autres indications de traiter une névralgie dentaire dont elle souffrait horriblement, consentit à employer la pommade à l'atropine de Brookes, en frictions sur une surface cutanée intacte de trois ou quatre centimètres carrés au plus, et à prendre une cuillerée à café de sirop de morphine le soir. Il en résulta un délire aigu, des hallucinations, des aberrations de la vue et de la mémoire, un défaut de coordination des mouvements, qui durèrent deux jours entiers, à mon grand émoi.

Dans d'autres circonstances, on a observé des tendances à la décomposition, à la gangrène, à la dégénérescence des dénudations épidermiques en ulcérations fétides, infectieuses : tous accidents qui sont bien faits pour rendre circonspect le praticien qui a à sa disposition le choix des agents thérapeutiques.

Empiriques. — Parmi les moyens compris dans

ce groupe qui revendique parfois une certaine part dans ceux que nous avons déjà énumérés, il faut ranger : les eaux thermales alcalines ou sulfureuses, notamment, parmi les premières, celles de Plombières et de Bourbonne-les-Bains; l'hydrothérapie dans ses divers modes d'application générale ou locale, telles que les sudations topiques au moyen de serviettes mouillées et maintenues en place pendant six ou huit heures; le massage, et à l'intérieur, l'iodure de potassium fréquemment administré actuellement à titre d'antinévralgique, sans autre raison que celle de ses succès.

Médication interne. — Cette médication, rarement curative employée seule, vient admirablement en aide à presque tous nos moyens externes. Elle tire principalement ses ressources parmi les sédatifs et les stupéfiants en tête desquels viennent l'opium, la belladone à dose faible et prudemment progressive, l'atropine à la dose de 2 à 4 milligrammes en granules; puis le datura stramonium, la jusquiame, la ciguë, le castoréum, le musc, le valérianate de zinc à la dose de 5 à 15 centigrammes; enfin, la térébenthine en capsules à la dose de quatre à douze par jour en trois fois, un peu avant le repas, et les préparations plus ou moins décevantes ou utiles des spécialistes, etc.

Nous croyons devoir nous en tenir là des nombreuses formules que chaque thérapeutiste a dispersées dans les livres ou dans les écrits périodiques, et qui seraient à l'infini. Chaque praticien est seul juge d'en apprécier la valeur et l'opportunité suivant les cas; mais nous dirons, en sortant de ce long dédale, que le diagnostic le plus rigoureux doit avant tout servir de base au traitement; qu'il est de la dernière importance de ne point confondre une névralgie ou une névromyalgie pure et simple de cause locale, avec les manifestations névralgiformes dépendant d'un état général, d'une diathèse, d'une infection palustre, ou d'une affection organique profonde, etc., etc.;

enfin, que, quand on possède un moyen aussi simple, facile, peu coûteux et aussi généralement héroïque contre l'élément douleur, quelle que soit sa cause pathogénique, que les applications chloroformiques dont j'ai indiqué les lois et la méthode, on doit y recourir aussitôt et préférablement, en attendant que l'on puisse agir en parfaite connaissance de cause contre l'état particulier ou général du malade, s'il y a lieu.

OBSERVATIONS.

N'ayant pu prévoir qu'un jour je ferais sur les névralgies un ouvrage où chaque malade traité par mes applications chloroformiques pourrait apporter son contingent de preuves à l'appui de leur efficacité, je n'en ai tenu de compte exact ni dans mes notes, ni sur mes registres.

Néanmoins, en les compulsant, il m'a été possible d'en grouper 86 cas, qui ont donné lieu à 349 applications, soit, en moyenne, 4 plus une fraction pour chaque malade.

D'une manière générale tous ont été guéris ; cependant, il y en a quelques-uns que je n'ai plus revus après une ou plusieurs séances, sans doute parce qu'ils allaient bien ; mais je ne puis l'avancer qu'à titre de probabilité.

Chacune de mes observations gagnerait beaucoup à être exposée dans ses détails. La science qui, avec tant de raison, s'accommode peu des démonstrations chiffrées, y trouverait mieux son compte, l'analyse rigoureuse des faits étant son seul champ de preuves valables ; mais cela m'entraînerait beaucoup trop loin, et je dois me contenter d'en résumer quelques-unes :

I. Mlle D***, de Ville-sur-Illon, brodeuse et journalière, âgée de vingt-quatre ans, souffrait d'une sciatique au membre gauche, depuis plus d'un an, sans aucune trêve, lorsqu'elle se fit transporter chez moi, couchée sur des matelas, le 10 février 1856.

J'arrivais de voir des malades à la campagne, quand, à une grande distance de la maison, j'entendis des cris déchirants. Inquiet, je mis ma monture au galop, et trouvai cette malheureuse en proie aux plus atroces douleurs. D'une assez forte constitution, mais délabrée, d'un tempérament lymphatique mixte, cette pauvre fille n'avait pas quitté son grabat de paille depuis près d'un an, souffrant affreusement nuit et jour.

Je lui offris mes soins gratuits. Elle se mit en pension, pour quelques sous par jour, dans une auberge voisine, où, l'ayant bien examinée et m'étant assuré que l'affection était réellement nerveuse et non arthritique, je la soumis immédiatement à mes applications de chloroforme. En même temps je combattis la constipation avec le calomel associé au jalap et au savon médicinal, ajoutant quelques calmants opiacés contre l'insomnie.

Mon grand désir d'aller vite en besogne, en présence de tant de misère et de douleurs, me fit excéder la durée d'une application. Il en résulta une vésication qui nécessita une suspension du traitement local pendant deux jours.

Néanmoins, j'eus la grande satisfaction de la voir repartir bien portante, le 24 du même mois, n'ayant eu à subir que neuf applications qui, à la vérité, avaient été multiples, c'est-à-dire pratiquées aux régions ischiatique, péronière et malléolaire dans chaque séance.

Quelques jours plus tard, en traversant son village, je la vis toute joyeuse, lavant imprudemment la lessive à la fontaine publique. Sa guérison s'est parfaitement maintenue.

II. M. P***, meunier, âgé d'environ quarante-huit ans, d'une constitution replète et robuste, d'un tempérament sanguin avec un peu de lymphatisme, souffrait abominablement nuit et jour d'une névralgie sciatique affectant tout le trajet du nerf sciatique gauche, lorsqu'il me fit appeler le 26 janvier 1859. Ici, tenant compte de l'état général du malade, je pratiquai une saignée, prescrivis une purgation au calomel associé, cinq centigrammes d'opium le soir, et je commençai aussitôt le traitement spécial par des applications multiples, au maximum de durée; car il avait la peau dure et épaisse quoique très-sensible. Il cessa tout traitement le 1er février, ne souffrant plus après six applications.

La saison était rigoureuse, le malade avait aussitôt repris son travail des nuits et du jour dans son moulin. Il eut une rechute des plus graves au bout de quinze jours, le 14 février, et le 22 il était guéri par une série de neuf applications.

III. M. M***, maréchal-ferrant, âgé de cinquante et quelques années, homme fort et nerveux, d'une constitution moyenne, me fit appeler le 4 février 1859. Il était atteint d'une névralgie sciatique du membre gauche depuis six mois. Ses nuits surtout étaient intolérables. Je lui pratiquai six applications multiples, et le 12 du même mois il était guéri, il avait repris son travail librement et dormait parfaitement.

IV. Mlle G***, couturière, âgée de vingt-huit ans, d'une belle santé, tempérament sanguin mixte excellent, vint se mettre à l'hôtel le 12 août 1859, pour se faire soigner d'une névralgie sciatique prolongée, survenue à la suite d'un refroidissement récent, et dont elle souffrait beaucoup, principalement pendant la nuit. Le 18, elle retourna chez elle, guérie, après sept applications.

V. Dans la maison que j'habite, M. D***, agent d'affaires, que je venais de guérir avec deux massages, de l'accident dit *coup de fouet*, comme je l'avais fait pour mon concierge peu de temps auparavant[1], me fit appeler le 21 août 1863. Il avait passé une nuit affreuse, en proie à des douleurs lancinantes, fulgurantes de la cuisse. Ces douleurs, qui

[1] V. *Associat. médic.*, numéro du 15 juin 1863.

se reproduisaient à chaque instant, me parurent être de nature purement névralgique, et affecter la branche fémoro-cutanée du plexus lombaire, ainsi que la branche cutanée externe ou perforante du nerf crural. Je fis aussitôt une application de quatre minutes, qui suffit pour enlever définitivement toute douleur.

VI. Mlle D***, demoiselle de comptoir rue de la Cossonnerie, belle constitution, santé excellente, vint chez moi le 18 mai 1863, souffrant beaucoup d'une névralgie sciatique depuis la veille. Je fis aussitôt une application de chloroforme après laquelle elle s'en retourna complétement guérie, car depuis lors elle n'a plus rien ressenti.

Je pourrais encore citer une dizaine de cas de névralgies sciatiques plus ou moins anciennes, guéries par le même moyen ; mais cela n'aurait pas d'autre enseignement pratique. Je vais rappeler quelques cas de scapulalgie.

VII. M. D***, père de ma domestique, âgé de quarante-cinq ans, bonne santé, bien musclé, vigneron, avait depuis huit jours des douleurs névro-myalgiques à exacerbations nocturnes dans l'épaule droite. Je lui fis une première application de chloroforme le 26 février 1855, il revint le 28, subit une seconde application, qui fut suivie d'une guérison radicale.

VIII. Le jeune G***, âgé de dix-huit ans, ferblantier, vint chez moi le 3 mars 1859, atteint de névro-myalgie deltoïdienne du côté droit depuis quelques jours. Une application pratiquée de suite, suivie d'une deuxième le lendemain, le débarrassa complétement de cette affection.

IX. Les nommés D***, propriétaire, P***, vigneron, et Mlle L***, servante, furent guéris de la même affection : le premier en septembre 1859, après quatre séances ; le deuxième en deux séances, au mois de janvier 1860 ; la troisième en une seule séance, le 25 août même année.

Passant aux *névralgies diverses*, je citerai :

X. M. T***, âgé de trente-quatre ans, d'une constitution moyenne, était occupé dans une maison de commerce à Paris. Il venait à la campagne passer la convalescence d'une grave maladie de poitrine qui l'avait considérablement affaibli et anémié. Il arriva avec une névralgie sous-mammaire de la septième paire intercostale, dont une seule application le débarrassa complétement.

XI. Mme C***, sœur de la doctrine chrétienne, eut une fluxion de poitrine en juillet 1860. Indépendamment du traitement approprié, je combattis de la manière la plus heureuse, par quelques applications, des douleurs névralgiques intercostales qui se produisirent, par sympathie, avec violence et persistance, aux points d'émergence antérieure des nerfs de la sixième et de la septième paires gauches.

XII. Les dames B*** et M*** eurent chacune un accès de névralgie dentaire insupportable le 13 août 1860. Deux applications firent taire la première, et une seule guérit la seconde.

XIII. En 1860, une jeune fille de Marseille vint assister à mon mariage à Draguignan. Elle arriva la veille avec une affreuse névralgie temporale du côté droit, qui durait depuis un à deux jours. Je lui fis sur le point douloureux une application d'une demi-minute avec l'extrémité de mon doigt indicateur ; elle fut guérie à l'instant même, et nous pûmes jouir pendant quelques jours de sa petillante gaieté.

XIV. Mme B***, blanchisseuse, rue Saint-Anastase, souffrait d'une névralgie dorso-intercostale de la septième paire gauche, à ne pouvoir faire aucun mouvement depuis plusieurs jours, lorsque je la vis au mois de juillet dernier. Les années précédentes elle avait déjà eu ces mêmes douleurs, et ses accès avaient duré de deux à trois mois. Après une première application, elle put facilement s'habiller, à la troisième, elle fut entièrement guérie et reprit ses pénibles occupations.

XV. Mme H***, rue de la Grande-Truanderie, marchande de légumes à la halle, âgée de soixante-treize ans, eut une fluxion de poitrine aussi en juillet dernier. Femme dure au travail et à la souffrance, elle me fit appeler pour la soulager d'une douleur à l'angle inférieur de l'omoplate gauche qui l'empêchait depuis trois jours de faire le moindre mouvement dans son lit. Une seule application faite sur-le-champ lui enleva sa douleur aussi vite, comme par enchantement. La malade guérit plus tard de sa fluxion de poitrine.

XVI. Mlle L. S***, rue de la Fontaine Molière, jeune fille chlorotique, d'une constitution délicate, avait à la même époque des douleurs névralgiques diathésiques des septième et neuvième paires intercostales gauches. Je la soumis aux toniques et aux analeptiques, tout en combattant ses douleurs par mes applications qui la soulagèrent aussitôt.

XVII. Mlle A***, plieuse, grande et robuste, rue Aubry-le-Boucher, était au septième mois de sa grossesse quand, au mois de juillet dernier également, elle eut une couche prématurée imminente. Les accidents se prolongèrent assez longtemps. Ils se compliquèrent de fièvre intermittente quotidienne franche, ensuite elle fut prise d'intolérables douleurs névralgiques susorbitaires du côté gauche. Une seule application d'une minute les dissipa instantanément.

Je pourrais multiplier ces observations bien au delà du nombre auquel je m'arrête ; mais ce serait des redites de cas semblables ou analogues.

FIN.

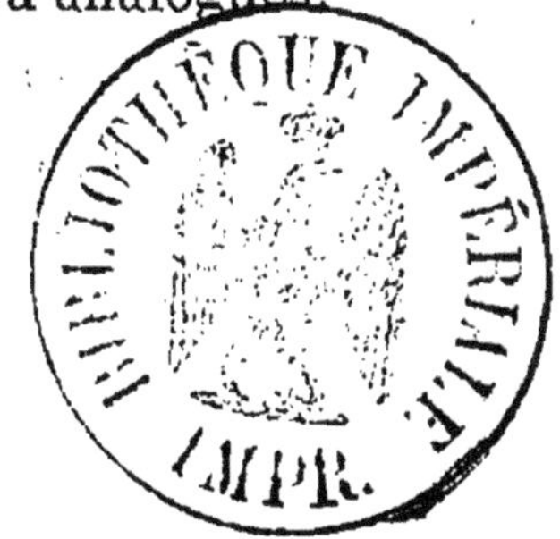

TABLE DES MATIÈRES.

FIN DE LA TABLE DES MATIÈRES.

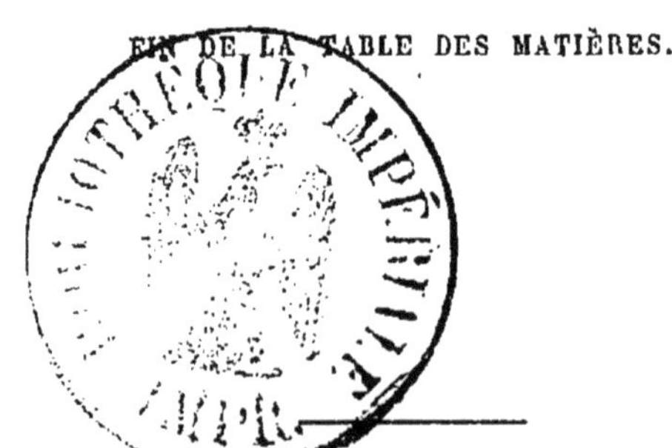

Paris. — Typographie HENNUYER et FILS, rue du Boulevard, 7.

www.ingramcontent.com/pod-product-compliance
Ingram Content Group UK Ltd.
Pitfield, Milton Keynes, MK11 3LW, UK
UKHW022101190726
13855UKWH00002B/578

9 782012 932128